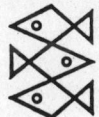

W0190821

Alfred J. Ziegler

Krankheits-Bilder

Elemente einer
archetypischen Medizin

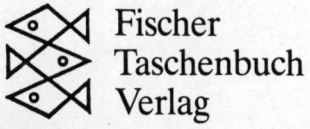

Fischer
Taschenbuch
Verlag

Ungekürzte Ausgabe
Veröffentlicht im Fischer Taschenbuch Verlag GmbH,
Frankfurt am Main, August 1989

Lizenzausgabe mit freundlicher Genehmigung des
Schweizer Spiegel Verlags, Zürich
© 1979 Schweizer Spiegel Verlag, Zürich
Umschlaggestaltung: Buchholz/Hinsch/Hensinger
Gesamtherstellung: Clausen & Bosse, Leck
Printed in Germany
ISBN 3-596-26574-6

Inhalt

Unserem Garten gewidmet, wo der Wind
in den Tannen rauscht und die
Morgendämmerung das Staunen weckt.

Vorbemerkung zur Taschenbuchausgabe
von Peter Orban

Die herkömmliche Medizin hat in den letzten Jahren ein großartig angelegtes Instrumentarium entwickelt, dem kranken *Körper* seine Geheimnisse abzulauschen. Diagnostische Verfahren und Apparaturen wurden erdacht und gebaut, denen bereits ein Blutstropfen hinreicht, um meterlange Computerausdrucke zu produzieren. Und es sind heute schon Medizinfabriken denkbar (ähnlich jenen gespenstischen Autoproduktionsstätten), in die der kranke Körper, ohne daß ihn Menschenhand berührt – auf bequemen Liegen, versteht sich – vorn hineingegeben wird, um hinten als vollendetes Transparent herauszukommen.

Das alles ist wichtig und hilfreich, und einmal angenommen, der Mensch wäre tatsächlich ein *körperliches* Wesen (und sonst nichts!), so wäre auch der zweite Schritt, der Gang zum Reparateur, bald in ähnlicher Form abzuhandeln und über das Thema »Kranksein« spräche in 20 Jahren kein Mensch mehr.

Doch wir ahnen schon, es wird nicht so sein!

Betrachtet man das Phänomen »Krankheit« einmal unter historischer Perspektive, so entsteht gar der (unheimliche) Verdacht, daß die Summe des Krankseins sich in den letzten Jahrhunderten nicht um ein Jota verändert hat. Freilich, manche Krankheiten sind »besiegt« worden – wie der schöne Ausdruck hier lautet –, manche sind, wie ein Spuk, wieder verschwunden, doch dafür tauchten neue auf, die noch vor 60 Jahren niemand kannte. Es ist in der Tat wie bei den Autos: Nach hundert Jahren Autobau sollte man glauben, daß die Reparaturanfälligkeit abgenommen habe, und dennoch sind die Werkstätten überfüllt.

Der kritische Leser weiß schon, daß der Vergleich des Menschen mit dem Auto hinkt, ahnt er doch, daß das reparaturanfällige Auto seinen Hintersinn in den höheren Konzernetagen hat, denen nicht daran gelegen sein kann, ein unverwüstliches Auto zu erschaffen – wer wohl sollte die nächste Jahresproduktion kaufen. Woher aber weiß der kritische Leser, daß es nicht auch im Bereich des Menschseins (und damit im Bereich des Krankseins) eine höhere Konzernetage gibt?

Nun, derartige Gedanken sind obskur, deshalb verfolgen wir sie nicht weiter.

Ich würde an einen derartigen Vergleich (des Menschen mit dem Auto) mich nicht heranwagen, hätte ich nicht den Eindruck, daß in der herkömmlichen Medizin (ohne daß man es dort wüßte oder sagte) heute so verfahren wird. Überspitzt: ist der Vergaser kaputt, so versuchen wir ihn (mit Medikamenten oder einer Operation) zu reparieren oder wir tauschen ihn bald gegen einen neuen aus. Daß wir noch nicht für jedes Körperteil einen künstlichen (oder lebendigen) Ersatz haben, wird sich – wie man uns versichert – bald ändern. Fieberhaft wird in den Forschungslaboratorien der Welt an der Entwicklung des Kunst-(Stoff)-Herzens gearbeitet.

Natürlich hat auch diese Art der Medizin (wenn auch äußerst schwerfällig) erkannt, daß der Mensch nicht vom Brot allein lebt, d. h. er nicht nur ein körperliches Wesen ist, daß da vielleicht noch mehr sein könnte. Ja, daß er sogar so etwas wie eine *Seele* haben könnte. Aus diesem Verdacht heraus sind die medizinischen Fakultäten vor einigen Jahren dazu übergegangen, gleichsam als modernes Nonplusultra, eine Abteilung für »psychosomatische Medizin« einzurichten – denn einige der Krankheiten könnten immerhin *einen Teil* ihrer Ätiologie im Psychischen (sprich: Seelischen) haben. (Man kann ja nie wissen!) Das alles wird nicht sonderlich ernst genommen, insgeheim belächelt und mit einem schnellen Griff in die Psychopharmaka-Kiste bedacht.

Neben diesem naturwissenschaftlichen Strang der Medizin – den wir wirklich nicht missen wollen – gab es seit alten Zeiten eine zweite, eher unterirdisch verlaufende Strömung. Sie hatte ihr erstes *öffentliches* Auftreten in den Asklepiaden des alten Griechenlandes, zog sich durch die alchemistisch-spagyrische Medizin eines Paracelsus und trat mit Samuel Hahnemann in die Neuzeit ein. Man könnte sie die Priestermedizin oder die philosophische Medizin nennen, und in unserem Jahrhundert sind die beiden herausragenden Vertreter Carl Gustav Jung und Hans Blüher.

Das »andere« an dieser Richtung besteht darin, daß sie – grob gesprochen – den Körper für das Sekundäre (für das Abgeleitete) hält und die Seele für das Primäre. Daß also der Weg der Krankheit immer von oben nach unten geht, von der Seele in den Körper. Nicht in einem gesunden Körper wohne auch eine gesunde Seele, sondern eine gesunde Seele ist verantwortlich dafür, daß auch der Körper gesund ist. Ein kranker Leib freilich ist *immer* ein Hinweis darauf, daß die Seele ein Problem hat. Und jede Seele hat ein Problem!

Das Ganze verkompliziert sich noch dadurch, daß nicht jedes seelische Problem in den Körper fällt und hier ein Symptom produziert – es kann ebenso in meinen *Handlungen* steckenbleiben (dann ist mein Körper gesund, aber mein Handeln krank).

Das Amt eines derartigen Arztes besteht nun eben *nicht* darin, dem Körper eine Medizin zu verabreichen oder Körperteile wegzuschneiden und auszutauschen (obwohl das für den Anfang sich als notwendig erweisen kann), sondern seine Aufgabe ist es, die Seele zum Sprechen zu bringen. Eine solche Medizin (Ziegler nennt sie »archetypische Medizin«) steht allerdings vor einem Problem. Die Störung der Seele, die der Patient selbst nicht kennt (sie ist ins Unbewußte hinabgesenkt worden), taucht hinein und hinab in den Körper *in einer Sprache, die wir erst einmal nicht verstehen.* Weder der Arzt noch der Patient können auf Anhieb vom körperlichen Symptom auf das dahinterliegende seelische Ungleichgewicht schließen. Es ist eine Suchbewegung zu unternehmen und eine Übersetzungsleistung gefordert, welche die beiden gemeinsam zu erbringen haben. Daß das nicht in den üblichen 5 Minuten, die der herkömmliche Arzt seinem Patienten zugesteht, zu geschehen vermag, versteht sich von selbst. Noch etwas kommt erschwerend hinzu: Derartiges Übersetzen wird an Universitäten nicht gelehrt. Will ich als Mediziner Kenntnis erhalten über den tiefen Sinn von Krankheit, über den Sinn, der bis in das Innere des Menschseins hineinragt, so muß ich mehr oder weniger auf eigene Faust arbeiten. Ich muß es freilich erst einmal wissen wollen! Bin ich mit meinen Apparaten zufrieden und mit den großen weißblauen Büchern, in denen alle ärztliche Weis(blau)heit steht, nun gut, kein Problem. Ich bin geachtet im Kreise meiner Kollegen.

Will ich mehr wissen, will ich gar wissen, was meine Aufgabe und mein Amt als Arzt ist, so kann mir der alte Hippokrates kaum noch etwas erzählen, und ich muß tiefer graben. Das ist nicht nur angenehm (die Kollegen fangen an zu flüstern), und die vorhandene Literatur ist nicht eben üppig. Sechs bis zehn Bändchen sind alles (auf dem augenblicklichen Buchmarkt), was zu lesen sich lohnt. Eines davon liegt hier vor.

Zieglers Buch »Krankheitsbilder«, 1979 erstmals erschienen unter dem Titel »Morbismus«, beleuchtet die Arbeit an den Suchbewegungen. Dabei geht es gar nicht so sehr um seine Ergebnisse (die ich sehr schätze), sondern hier wird in exemplarischer Weise aufgezeigt, wie der Arzt an den kranken Menschen herangeht. Wie er tastend anfängt, das Umfeld abzusuchen, wie die tiefste Seelenkunde, die wir besitzen, die Mythologie, ihm hilft, die Bilder zu verorten, das alles ist in besserer Form kaum je dargestellt worden. Ziegler ist (ob er das will oder nicht) Philosophen-Arzt und steht in der Tradition der asklepiadischen Ärzte. Von ihm kann man das lernen, was nicht in den weiß-blauen Bändchen steht, und man kann an ihm lernen, in dieser Richtung weiterzudenken.

Freilich – immer auf eigene Gefahr.

Über dieses Buch Krankheit ist nach Auffassung des Autors kein »Irrtum« der Natur, sondern ein natürlicher Vorgang, der das persönlich und kulturell Besondere des Menschen erst ermöglicht. Der Autor bezeichnet seine psychosomatische Theorie als »Morbismus«, derzufolge das Gesunde und das Kranke auf hintergründige Weise voneinander abhängen und sich gegenseitig zu steigern vermögen. Man kann auch von einer archetypischen Medizin sprechen, da der Autor das Kranke auf Urbilder hin untersucht und es als verwoben in eine polar, ja chimärisch angelegte menschliche Natur sieht. So ist der »Morbismus« dem Geiste C. G. Jungs verwandt; er ist aus der Analytischen Psychologie hervorgegangen und nähert sich der menschlichen Körperlichkeit auf eine ganz unverwechselbare Weise. Die seinem Wesen entsprechenden Behandlungsmöglichkeiten sind verbal-analytischer Art und bedienen sich einer Sprache von quasi organismischer Art. Das Buch liegt im Schnittpunkt medizinischer und psychologischer Fragestellungen.

Der Autor Alfred J. Ziegler, Jg. 1925, ist Facharzt für Psychiatrie und Psychotherapie. Er beschäftigt sich seit Jahren mit Fragen der psychosomatischen Medizin und hat dazu verschiedene Arbeiten veröffentlicht. Sein Spezialgebiet ist experimentelle Traumforschung. Er hat eine psychotherapeutische Praxis und ist Dozent am C. G.-Jung-Institut in Küsnacht bei Zürich.

Einleitung

Eine archetypische Medizin erfaßt die medizinische Wirklichkeit nach einer mehr oder weniger beschreibbaren Theorie, einer Anschauung. Sie verhält sich dabei nicht anders als auch die naturwissenschaftliche Heilkunde, die ihre eigene Optik besitzt und nur so weit zuständig ist, als diese reicht. Archetypische Medizin verhält sich jedoch zur wissenschaftlichen in vieler Hinsicht komplementär, teils ergänzend, teils ausschließend.

So lebt sie weniger von der Gegenständlichkeit als vielmehr von einer »Inständlichkeit«. Ganz eindeutig liegt der Bedeutungsakzent auf dem Subjektiven; ihm kommt in verschiedenster Hinsicht der Vorrang zu. So hebt sie sich von jeder Symptombetrachtung leichter weg und drängt bald zu einer phänomenologischen Erweiterung, zur symbolischen Wesenserfassung des eben ins Auge Gefaßten. Dazu werden sich Bilder einfinden, die dieses Wesen aufgreifen und eine im Körper wahrnehmbare Resonanz mitbringen.

In dieser Hinsicht pflegt eine archetypische Medizin weit mehr als eine naturwissenschaftliche das sozusagen »Blutsverwandte«, ist nicht so distant wie diese, nährt eine gewisse Intimität. Demnach wird für sie die medizinische Wirklichkeit nicht so schnell zu einer kartesianischen *res extensa,* zu einem strikten Außen, und der Patient nicht prinzipiell zu einem Versuchstier. Das Wesen, das ihr einleuchtet, ist weniger der Zusammenschluß des sinnenhaft Wahrgenommenen und der wohldefinierten Elemente zu Konstrukten der Pathologie, zu technischen Funktionen und abstrakten Systemen. Sie muß demnach auch auf eigentliche Beweisführungen ihrer Aussagen verzichten. Sie bestätigt sich nicht vornehmlich durch äußere Evidenzen, die die Folge von Beobachtung und mathematisch-statistischer Akrobatik sind. Sie verläßt sich vielmehr auf innere Evidenzen, auf ein Einleuchten, auf Gewißheiten, und verstärkt diese nicht durch Beweise, sondern durch Beispiele, die neben der beschwerlichen Mühsal der Beweisführung eben eher wie

11

Spiele wirken. So betreibt sie gelegentlich einen an Magie erinnernden Umgang mit Analogien, mit archetypischen Bildverwandtschaften.

Typologisch setzt archetypische Medizin also weniger eine Begabung zur sinnenhaften Wahrnehmung voraus, zur extravertierten Empfindung, als vielmehr eine subjektivistisch tätige, introvertierte Intuition und Symbolerfassung; sie verlangt eine *cogitatio aurea,* ein goldenes Verständnis, weil »*Habentibus symbolum transitus facilis est*«, diejenigen also nach einem alchemistischen Text am ehesten »hinüber-kommen« – und dies auch im medizinischen Sinn –, die im Besitze eines Symbols sind. Sie ist auch weit weniger eine Angelegenheit der extravertierten Denktätigkeit, der geistigen Hantierung, als vielmehr jener privaten Allgemeingefühle, die allem Erkennen eine ganz bestimmte Musik verleihen.

Archetypische Medizin setzt also gerade das voraus, wovor den modernen Behaviorismus ein unüberwindliches Unbehagen erfaßt. Denn ihre Aussagen stehen sozusagen in der Luft; sie können wie Behauptungen wirken, spekulativ, hergeholt und aus dem Stand erfunden. Sie sind so wahr, als die Zahl der Gläubigen ausmacht! Archetypische Medizin überzeugt nicht durch das Experiment im Sandkasten oder in der Skinner Box, sondern durch das Erleben, das sich unter anderem dank des analogischen Intuierens einstellt, im Umgang mit archetypischen Gestaltsverwandtschaften.

Diese können keineswegs die Klarheit und Schärfe naturwissenschaftlicher Begriffe beanspruchen. Sie haben vielmehr unscharfe Grenzen, und da und dort mag man sich fragen, ob dieses und jenes zusammenzubringen so legitim sei; aber je größer der Anspruch auf Klarheit und Exaktheit, um so eher wird sich Skepsis einstellen, ja Verständnislosigkeit. Das Sehen von Verwandtschaften setzt geradezu ein Zwinkern voraus, das die Sicht zwielichtig macht. Das Sehen in der archetypischen Medizin ist kein Beobachten, sondern ein Schauen, nach der mittelalterlichen Mystik eine *cogitatio vespertina,* ein Dämmerungssehen; denn Analogien sind keine Identitäten, Ähnlichkeiten keine Gleichheiten; der Unterschied ist grundsätzlich und nicht nur quantitativ, so daß der Umgang mit ihnen sozusagen verschiedene Menschen voraussetzt.

Nicht nur der Umgang mit dem erlebbaren Symbolischen und den blutsverwandten Analogien gemahnt innerhalb einer archetypischen Medizin an den Geist der »Zauberei«; vielmehr ist es auch die Tatsache, daß sich hier immer alles in Gegensätzen vorfindet, nur als Teil von *Polaritäten*. Es ist, als ob sich das Denken im Großen wie im Kleinen stets an *geschlossene Systeme* hielte. Dadurch wird jedes Element relativ, etwas Verhältnismäßiges. Werte verwandeln sich so gerne in Unwerte und umgekehrt; oben und unten verkehren sich leicht, Gesundheit und Leiden besitzen wandelbare Vorzeichen, das Wirkliche und das Mögliche unterscheiden sich nicht scharf; unvermittelt mag da das Essentielle auch zum Existentiellen werden und der Schmerz zur Lust. So kommt alles Geschehen fast nur als »Gestaltung, Umgestaltung, des ewigen Sinnes, ewige Unterhaltung« in Betracht, um es mit einem Goethewort zu sagen.

In der naturwissenschaftlichen Medizin ist ein solcher Geist weit weniger verbreitet. Hier gilt, daß Schmerz Schmerz ist, Körper Körper und Psyche Psyche. Hier findet sich weit mehr der entschlossene Wille, einen ganz bestimmten Sollzustand herzustellen, den man gemeinhin als Gesundheit bezeichnet. Die Lage ist hier »ernst, aber nicht hoffnungslos« und keineswegs »hoffnungslos, aber nicht ernst«. Hier werden Schicksale zu Alpträumen; die naturwissenschaftliche Medizin nährt gerne den Glauben, daß es ihr – wie früher der Kirche – mit allen Mitteln um die Rettung der Gefallenen geht. So steht sie exemplarisch für den Geist der Zeit, der vor allem in *offenen Systemen* denkt und dem dabei alles unersetzbar, einmalig, unwiederbringlich wird. Es geht da um Verpflichtungen, die ein Tun bald zur Schwerarbeit machen und knirschenden Ernst voraussetzen. Und während in einer naturwissenschaftlichen Heilkunde Ursachen die Gemüter erhitzen und mit einem bedeutsamen »Weil« eingeführt werden, gibt es in einer archetypischen Medizin eigentlich nur noch Sachen, die man mit einem unverbindlicheren »Dieweil« einleitet.

Sowohl hinsichtlich des Denkens in Bildern und Wesenheiten wie eines solchen in Gegensätzen geht die archetypische Medizin unmittelbar aus der *analytischen Psychologie C. G. Jungs* hervor. Allerdings sind es weniger die einzelnen Kapitel seiner Psychologie, die hier relevant werden, als vielmehr der Geist ihres Schöpfers. Es ist kaum zu übersehen, daß auch Jung von »merkurialem« Wesen war, das sowohl die analytische Psychologie wie eine archetypische Medizin in die Nähe der »Zauberei« rückt. In beiden Bereichen neigt die Wirklichkeit zum Sublimen, zum Halbwirklichen. Es ist auch Jungs Intuieren, das wie selbstverständlich vom sinnenhaft Wahrgenommenen zu Wesenheiten führt. Es wird sozusagen von archetypischen Mythologemen aufgesaugt und gerät dadurch in eine Dimension, die an Erdenschwere einiges verloren hat. Auch in der analytischen Psychologie besitzen die Dinge nur einen Stellenwert in geschlossenen Systemen und existieren vornehmlich dank dem, daß sie Pole von Gegensätzlichkeiten sind; ihr entspricht auch ganz, daß durch ein Denken in Interaktionen, in mystischen Heiraten und Scheidungen, in einer archetypischen Medizin ein Gottesbild durchscheint, das man als ein merkuriales-mystisches bezeichnen könnte.

Archetypische Medizin ist eine *psychosomatische Medizin,* die versucht, mittels der Sprache und damit des Geistes Veränderungen von Krankheitsbildern herbeizuführen. Aus ihren eben beschriebenen Grundvoraussetzungen beläßt sie die Wirklichkeit nicht bei ihrer Härte, Schwere, Aufdringlichkeit und in ihren Schmerzen. Sie bringt aller allzu materialistischen Wirklichkeitseinschätzung ein primäres Mißtrauen entgegen, eine letztlich *todverwandte Ironie,* in der sich die »in den Körper gestürzte Seele« wieder zu regen vermag, um ein gnostisches Bild zu verwenden.
Dazu besteht ihr tauglichstes Mittel in der »*nicht zu hintergehenden Sprache*« mit ihrem zwitterhaften Wesen; einerseits wurzelt diese ja in der Unmißverständlichkeit und Faktizität der körperlichen Wirklichkeit, anderseits besitzt sie eine sublime Qualität, die man die geistige nennt. So ist sie Vermittlerin und Zauberstab par excellence und hat eine katalytische Wirkung auf alles allzu stoffliche Leiden. In ihr besitzt auch die archetypische Medizin eine Chance, sture Zwänge der Natur aufzulockern, so wie dies Philosophie und Religion von jeher getan haben; es ist, als ob sich die Natur in der Sprache ein Instrument geschaffen hätte, um selbst in leichteren Aggregatszuständen sein zu können.
Weil archetypische Medizin so sehr der Intuition verpflichtet ist, deren Erkennen sich in Sprüngen vollzieht, läßt sie sich auch nicht recht als ein System darstellen, das man schließlich versteht, wenn man beim Harmlosen den Anfang macht. So wenig ihr Wesen linear

ist, gedanklich prozeßhaft, sondern intuitiv, so sehr läßt sie sich nur als beleuchtete Teile, Luminosi, vermitteln, wobei zu hoffen ist, daß sich diese zu einem möglichst weiten Licht zusammenfinden mögen. Sie läßt sich nur darstellen als eine Sammlung von quasiaxiomatischen Bildern, als eine *Galerie von Tableaux*.

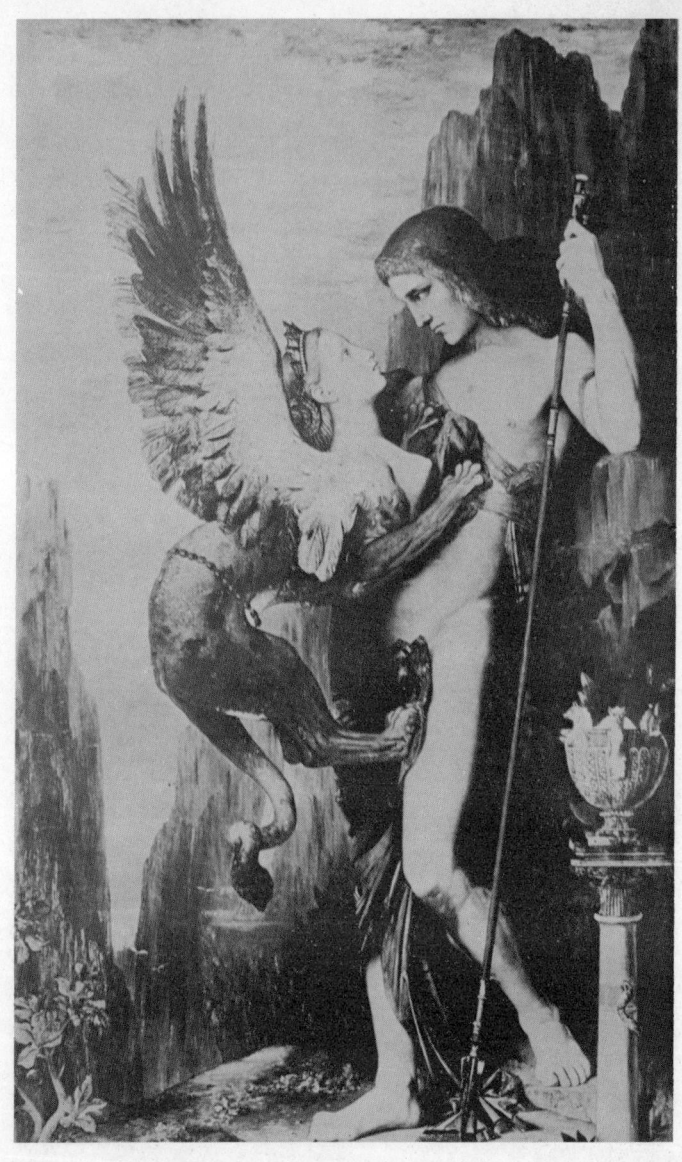

Ödipus und die Sphinx, Gustave Moreau.

Der schicksalsträchtige Grieche war die Chimäre selbst, die ihm am Weg nach Theben aufgelauert hat, um ihn zu fragen, was der Mensch sei.

Allgemeiner Teil

Der Mensch ist eine *Chimäre,* ein Ungeheuer, zusammengefügt aus einer kaum feststellbaren Anzahl von Widersprüchen. Er ist eher ein Monstrum als ein vernünftiges Wesen, und es ist erstaunlich, mit wieviel Kunst es die Natur verstanden hat, diese Tatsache zu verschleiern, so daß er uns vertrauter erscheint als ein bizarrer Marsianer. Es ist, als ob Ödipus jene Sphinx selber wäre, der er auf seinem Weg nach Theben begegnet ist und die ihn fragte, was der Mensch sei; und es ist, als ob jener Kentaur, in dem die Griechen den Stammvater der Ärzte erblickten, bereits durch seine chimärische Gestalt davon zeugen würde, daß alles wesentliche Wissen über die Natur des Menschen hybrid zu sein hätte.

Oder ist es nicht so, daß sich im Menschen die Liebe zu Haß pervertieren kann und umgekehrt, daß er neben seiner Tüchtigkeit die Schlamperei mitzieht oder daß durch seinen Ordnungssinn der geistige Zerfall durchscheint? Begegnet man nicht allenthalben dem Phänomen, daß aus der Mutterliebe eine lähmende Suggestion als quasi böser Blick glotzt, daß der Verrat die Treue am Leben erhält und umgekehrt, daß das verhängnisvolle Schicksal, das über einem Säufer hängt, von seiner unbefeuchtbaren Nüchternheit ausgeht oder daß der Hypochonder nur deswegen das Schlimmste für sich befürchtet, weil er gar so rücksichtslos über sich selbst hinweggeht?

Seitdem die Psychologie als rationale Wissenschaft mit klammem Geist dem verwirrenden Tatbestand zu Leibe rückt, entdeckt sie immer neue Zwiespältigkeiten. Aber es ist, als ob sie sich beim Finden solcher Polaritäten – daß sich also in der menschlichen Natur die extravertierten und introvertierten Wesenszüge mischen, daß im Sadisten der Masochist wartet und daß der digitale Denker stets auf der Hut sein muß, damit er nicht analogischem Aberglauben anheimfällt usw. – jeweils überflüssigerweise freute. So erhellend alle neue Kenntnis der menschlichen Gespaltenheit ist, so sehr mutet der bis anhin bestehende Katalog dürftig an. Der ganze Reichtum menschlicher Zwiespältigkeiten scheint erst dann so recht sichtbar zu werden, wenn wir beim Grübeln über den Rätseln des Krankseins auf alle jene vielfältigen menschlichen Wesenszüge stoßen, die bei der Entstehung der Leiden eine so zwingende Rolle spielen. Hier findet immer wieder ein neuer Zwiespalt seine materielle Wirklichkeit, so, wenn aus dem chronischen Gelenkrheumatismus der Konflikt zwischen Fügsamkeit und einem stoischen Nein aufscheint oder in der multiplen Sklerose zwischen einem sich besonders anklammernden Wesen und einer steten intentionszittrigen Verwerfung jeder Absicht, sich festzuhalten.

Bei aller grundsätzlich polaren Anordnung seines Wesens ist der Mensch erfahrungsgemäß kein Rundes. Seine Wesenszüge sind nicht regelhaft angeordnet wie die Speichen eines Rades. Der Mensch ist kein harmonisches Gebilde; er besitzt *Profil* und Unverwechselbarkeit.

Der dichterische Trieb hat eine beinahe unübersehbare Fülle solcher Wesensbezeichnungen geschaffen, woneben sich die typologischen Bezeichnungen der zünftigen Psychologie eher dürftig ausnehmen. Es gibt da Erleuchtete, Schlaumeier, Schafsköpfe, es gibt die Senkrechten, die recht tun und niemanden scheuen, die Geradlinigen, die mit den krummen Touren, die Kriecher und vieles andere mehr.

Bei allem Profil aber und bei allem, wodurch sich der Mensch im Trefflichen oder Scheußlichen auszeichnet, werden wir die Entdeckung machen, daß es sich dabei nur um seine *dominanten* »*Gesundheiten*« innerhalb von Polaritäten handelt. Sie sind das, was sich als verhältnismäßige Konstante vordergründig anbietet, und das, worauf mehr oder weniger Verlaß ist. Zumeist ist es auch das, womit wir uns durchschlagen und uns am zweckmäßigsten angepaßt haben. Das Dominante ist in der Regel auch das Überwertige, das unseren Glanz ausmacht und in dem verborgen das Dunkle haust, das uns eben zur zwiespältigen Chimäre komplementiert. Letzteres wäre dann das *Rezessive*, Hintergängerhafte, womit wir in der Regel nicht rechnen, das wechselnd, zumeist unverhofft in Erscheinung tritt. Es ist das, was uns infolge seiner Unberechenbarkeit nur zu oft Ärger bereitet, wenn es gelegentlich auch Außergewöhnliches zustandebringt; oft ist es auch das, womit wir unser öffentliches Image in Frage stellen und Anlaß zu Zweifeln an unserer Identität geben. Es ist das wenig Angepaßte und schließlich auch noch dasjenige, das eine sonderbare Neigung hat, in den Körper abzusinken und sich dort in Form von Krankheitsbildern hartnäckig zur Kenntnis zu bringen. Während uns die Überwertigkeiten dazu verleiten, uns als die Krone der Schöpfung zu betrachten, geben uns anderseits unsere Minderwertigkeiten allen Anlaß, daran ebenso gründlich wieder zu zweifeln.

Vom Leben selbst hat der Mensch sein Chimärentum bezogen, denn er teilt es mit allem, was sich seit dessen Anfängen in einem urozeanischen Ambiente regt. Nicht nur in der Welt des Menschen, sondern auch bei den Protozoen, den Einzellern, in jedem Tümpel ist das Leben darauf angewiesen, daß es chimärischer Natur ist: Auch hier wurde es allenthalben als etwas Polares erfunden. In der hingebenden Umarmung frißt es auf, ist sensibel und unempfindlich gegen Schmerzen; es besitzt Schwere und Leichtigkeit, weiß um Licht und Dunkelheiten, stößt und wird geschoben, windet sich zwischen Gesundheit und Leiden und hängt schwimmend mit einem Teil im Anorganischen seiner Herkunft.

So mag uns der Beginn des Lebens als eine *biologische Urwucherung* vorkommen, die sich nur dank eines chimärischen Prinzips aus der toten Mutterlauge abheben konnte. Es wuchert immer noch weiter und pflanzt sich in immer neuen, seltsamen Gleichgewichten fort, und kämen wir von einem anderen Planeten und hätten wir uns nicht von klein auf an die mannigfaltigen Formen der Natur gewöhnt, würden wir wohl noch mehr als eh schon staunen, wieviel Eigenartiges sich in jenem Raum bewegt, den wir den irdischen nennen. Wir würden uns noch mehr darüber wundern, wie sehr alles Leben sonderbare Balancen sucht und in diesem seinem Bemühen besonders auch das Kranksein und den Tod hegt.

Es ist ohne Zweifel ein Trugschluß, wenn wir davon sprechen, daß Protozoen unsterblich seien, weil sie sich als ganze Zellen teilend fortpflanzen. Auch sie sind sterblich und schwimmen ins Gift oder suchen sich wie blind ein großes Maul, um in einem Körperinneren verdaut zu werden. Wäre dem nicht so, dann wäre das protozoische Leben inzwischen zu einem Alptraum herangewuchert. Es gibt kein Überleben in der Natur, und es liegt auch nicht in deren Plan, daß sich einseitig Tüchtiges besser erhält. Vielmehr scheint sie darauf aus zu sein, *Bastarde* herzustellen, in denen sich das Urprinzip des Chimärischen am besten erhält; so läßt sie am ehesten jene Lebewesen miteinander Nachwuchs haben, die sich fremd sind und so ihrem Programm am besten dienen. Weder in der Welt des Menschen noch in jener der Tiere geht es nur um die Akkumulation von Tüchtigem und Gesundem, sondern auch um die Erhaltung von Krankheit und Tod. Die Visionen *Darwins* beginnen der Geschichte anzugehören.

So erscheint das Leben als eine Art *Emanation* aus dem Mineralischen, als ein Gang übers Moor, eine Gratwanderung. Es ist nicht Irrtum der Natur, sondern Planung, daß man da stürzt, zerfällt oder sich auflöst. Es gibt da nicht nur ein Scheitern an der Übermacht der äußeren Umstände, sondern auch ein wohlprogrammiertes Assortiment von Krankheiten und Sterbensweisen. Zum chimärischen Charakter des menschlichen Wesens gehört auch die Wahl des Krankseins und des Todes. Das Gesunde ist nur ein verhältnismäßiges Anliegen der Natur.

Man kann *die Erkrankung verstehen als die Verwandlung von Rezessivem in körperliches Leiden*. Was jenes Mindere ausmacht, das Unverläßliche, das sich oft so launenhaft Zeigende und das, was sich zumeist auch recht unangepaßt gibt, besitzt auch eine sonderbare Neigung, körperlich zu werden und als sinnenhaft feststellbare Krankheit, als »Morbus«, in Erscheinung zu treten. Was vorerst noch Verhalten und Zustand war, nimmt nun plötzlich oder langsam materielle Dimensionen an und geht sozusagen in einen anderen Aggregatzustand über. Die Metamorphose macht uns so zum *Casus, zum Fall,* zum Gegenstand der Medizin. Wir fallen aus der Psychologie heraus.

Wenn sich also bei allem Hang nach Höherem und bei allem Verlangen, das Leben zu bestehen, beim Jugendlichen die Wirbelsäule zu verwachsen beginnt, dann scheint die bei aller unkritischen Flegelhaftigkeit durchscheinende Bereitschaft zu Demut und Unterwerfung in den Körper abzusinken. Und bei allem voreiligen Trieb zum Dominieren findet die beim Bronchialasthmatiker ebenso bestehende Neigung zur Diskretion dadurch eine neue Wirklichkeit, daß ihm die Beschimpfungen in den Bronchien stekkenbleiben.

Die Metamorphose in die körperliche Krankheit ist kein unabhängiger Akt unserer Unzulänglichkeiten. Die Erkrankung ist kein isoliertes Ereignis. Vielmehr wird sie erst durch unsere besondere Gesundheit ermöglicht, die sich auf ihrem erfolgreichen Weg selbst verführt hat, zwangsläufig und freiheitsverlustig geworden ist. Das Absinken in die Körperlichkeit ist unvorstellbar, ohne daß zunächst unsere besonderen Begabungen »fremdgegangen« wären. Für das Empfinden der Natur scheint nur ein begrenztes Maß an Einseitigkeit erlaubt zu sein; wird es überschritten und werden die Kräfte dafür überzogen, setzt sie an Stelle von Seelischem Körperliches, als wollte sie so ihren chimärischen Plänen wirkungsvollere Nachachtung verschaffen. *Es sind unsere unsensiblen Gesundheiten, die die Krankheiten bedingen.* Es liegt ein Maß in der Unbeschwertheit, und es gibt schwer feststellbare Grenzen für die Überlegenheit, an denen sich das Gegenteil verleiblicht, an den Wirbelkörpern sichtbare Veränderungen zustandekommen und sich die asthmatische Beengung einstellt. Der Sturz oder das Versinken in die Körperlichkeit findet keineswegs zu einem beliebigen Zeitpunkt statt. Vielmehr liegt *Aporie,* Auswegslosigkeit und Ratlosigkeit, über ihm. Man sieht etwas kommen. Das Ereignis liegt in der Luft. Der Patient selbst ist aber nicht selten unvorbereitet, ja die Ereignisse dürften ihn für gewöhnlich überraschen; dort, wo für die anderen wenigstens ein Verdacht umgeht, der sich dann und wann in Ermahnungen, gutgemeinten Ratschlägen oder Ärger Luft macht, stößt seine Selbstbefragung gerne auf ein Nichts. Häufig auch werden sowohl der Patient wie jene, die ihn kennen, von der Erkrankung überrascht; erst im nachhinein erstaunt, daß man die nun so begreifliche Krankheit nicht hat kommen sehen. Das psychosomatische Verständnis ist öfters eines »danach«.

Der Patient bietet dann ein *barockes, surrealistisches Bild,* wenn die ebenso obskuren wie weisen Pläne der Natur Wirklichkeit werden. Das Kranke weckt unter anderem ein ganzes Spektrum von befremdlichen Gefühlen, denn es hängt in einem menschlichen Wesen wie ein manieristisches Element. Etwas scheinbar Andersartiges hat sich da eingenistet, etwas Nicht-Dazugehöriges. Mögen die ersten spektakulären Asthmaanfälle Schrecken verbreiten, mag uns beim Anblick eines peinigenden Nesselfiebers eine kitzlige Verwunderung beschleichen, kann uns im Angesicht einer »Trümmerfraktur« das Grausen ankommen und uns ein tränender Schnupfen rühren. Eine gewisse Empfindsamkeit vorausgesetzt, kommen wir oft nicht um den Eindruck herum, daß sich da etwas Ab-surdes tut. Und nicht anders dürfte es uns ergehen, als es unseren Ahnen ergangen ist, die hier das Treiben von elbischem Gelichter sahen, von Wesen, die man nicht mehr ganz zu den Menschen zählte.

Der Abfall in das körperliche Leiden besäße eigentlich seine Vorgefühle. Die Natur treibt's mit uns keineswegs nur hinterlistig, wenn es uns zuweilen auch so vorkommen mag. Lange vor jeder medizinischen Ernsthaftigkeit mag uns der Haß im Herzen quälen, der es prophylaktisch nur gut mit uns meint, und lange vor den sinternden Veränderungen an der Wirbelsäule belasten den späteren Buckligen die Schuldgefühle. Lange vor jedem asthmatischen Geschehen geht die Vernichtungsangst um, und noch fern von jeder diarrhöischen Krise macht der Schiß bereits nervös. So gibt es recht eigentlich Infarkte ohne Infarkte, Buckel ohne Buckel, Asthma ohne Asthma und Diarrhöen ohne Durchfall.

Die Natur hegt geradezu den mannigfaltigen Reichtum dieses *Ungemachs* und verleiht ihm ein ganz besonderes Ausmaß an Realität. Es würde sich eigentlich genügend aufdrängen, um uns anzuzeigen, wo wir stehen und inwieweit wir unsere Gesundheit überziehen. Einem Gesetz der Intensität unterworfen, spricht es in Dringlichkeitsgraden, und die Tatsache, daß es in dieser oder jener Weise stets vorhanden ist, zeugt davon, daß es die Natur damit auch auf eine immerwährende Prävention abgesehen hat. Das Ungemach stützt die Gesundheit, es nimmt Krankheiten voraus und steuert so recht eigentlich unsere körperliche Rüstigkeit.

Solange das Ungemach noch wenig empfunden, *prämorbid mitläuft, mag es* unseren Begabungen zu einem ungeahnten Glanz verhelfen. Als *Sauerteig* sozusagen treibt es zur Flucht in eine besonders imposante Gesundheit und in außergewöhnliche Leistungen. So mästet uns das prämorbide Ungemach, und dank beachtlicher Möglichkeiten der Unterdrückung und Verdrängung vermögen wir uns nicht selten ins Außerordentliche hochzustilisieren; und wenn uns dieses einerseits irreführen kann und dadurch Krankes aus dem Grunde zieht, so bekommt man allenthalben auch das Umgekehrte zu sehen, wie das Geniale nämlich auf dem Mist des Prämorbiden wuchert.

Auf lange Sicht gesehen untergräbt sich die Gesundheit jedoch selbst; denn die triviale Erfahrung lehrt, daß das menschliche Leben in mannigfaltige Krankheiten ausläuft und schließlich dem Sterben verfällt. Man müßte sich der Naivität bezichtigen, wollte man der Natur nur wohlmeinende Hilfsbereitschaft zuerkennen. Sie beabsichtigt letztlich nicht eine jugendliche Gesundheit, sondern unseren Untergang. Unsere Existenz paßt nur in ihr Programm, wenn sie vorübergeht. Das Prämorbide schafft sie nicht bloß als Prophylaxe und Kompost, sondern auch als ein Memento mori.

Es gibt nur krankes Erbgut, denn ein Blick auf das menschliche Leben macht klar, daß es über Krankheiten in den Tod verläuft. Es ist nur der Geist unseres prospektiven, optimistischen Jahrhunderts, der diese banale Feststellung in den Hintergrund unseres Bewußtseins gedrängt hat. Es liegt ihm, alles Kranke als die Machenschaft von äußeren Noxen anzusehen und das Altern als ein Scheitern im Verschleiß. Das menschliche Leben wird jedoch nicht nur abgenützt. Das Erbgut ist nicht insuffizient, defekt, eugenisch unzulänglich. Vielmehr enthält es ein *Selbstmordprogramm*, das bei allem Wohlbefinden und verwunderlichen Sich-Halten über einem anorganischen Grund den Lauf der Existenz bestimmt. Am Leben ist bei aller Vitalität mindestens ein verborgenes Siechtum unübersehbar.

Es ist, als ob die Natur eifersüchtig und gnädig darüber wachen würde, daß sich dieses Programm erfüllt. Ganz im Gegensatz zu Darwins liberalistischer Entwicklungsphilosophie und seiner Vorstellung vom Triumph des Gesündesten merzt es vor allem auch diesen aus und vertritt so ein Prinzip der Neutralisierung. Die Natur *überversichert den Tod;* sollte es dem Menschen gelingen, den ersten Fall zu verhindern, dann warten neue Stürze auf ihn. Zumeist trägt er mehrere Todesursachen mit sich herum, die hintereinander darauf warten, ihn umzubringen und seiner Existenz ein Ende zu setzen. Das Leben ist nicht nur pathotrop, sondern auch *tanatotrop* angelegt: es sucht nicht nur Krankheit, sondern auch Tod.

In diesem Sinne ist der Mensch von allem Anfang an mißgeburtlich konzipiert. Er birgt keine Unzulänglichkeiten, sondern ist als chimärische Mißgeburt geplant: Die Erbsubstanz besteht aus *Dispositionen*, aus etwas also, was zu dis-ponieren, das heißt auseinanderzufallen hat. Es sind jene auf uns gekommenen chimärischen Komplemente aus Dominantem und Rezessivem, Über- und Minderwertigem, die dem realen Schicksal des Menschen das besondere Profil verleihen. Die Dispositionen lassen an uns bei aller Fitneß jene surrealen Veränderungen hervorgehen, die wir Krankheiten nennen und die zu unserem besonderen Sterben führen.

So behalten die mittelalterlichen *Totentanzbilder* ihre alte Bedeutung. Denn sie stellen in den allermeisten Fällen gerade jene menschlichen Existenzformen dar, die Darwin wohl zu den Tüchtigsten gerechnet hätte. Es sind nicht nur die üppigsten Weiber, denen da ein Skelett über die Schulter schaut, sondern auch Generäle, die dem Tod zum letzten Mal die Hand geben, und der Bürgermeister, dem dieser lässig in die Papiere blickt. Das menschliche Leben ist ein Totentanz geblieben, weil er genetisch verankert ist.

Dies war keineswegs nur jammervoll und schmerzlich. Der Tod ist da nicht nur ein fieser Gegner, ein hinterlistiges Unglück, der den Menschen zu einer lebenslänglichen Mesalliance zwingt; denn als »*Freund Hein*« unterhält er auch ebenso lange, intime Freundschaften; wie die Erfahrung lehrt, gibt es Menschen, die in ihn so verliebt sind, daß sie aus ihrer todessüchtigen Verfallenheit kaum je herauskommen. Ihr leidenschaftliches Verhältnis scheint exemplarisch für all das zu sein, was wir bei näherem Zusehen allenthalben beobachten: es liegt eine Ursehnsucht nach anorganischem Sein im Menschen und irgendwo ein tiefes Bedauern darüber, daß es sich die Natur je hat einfallen lassen, so etwas wie Leben aus dem Mineralischen aufsteigen zu lassen.

Ahnen können nur krankes Erbgut, nur Dispositionen vermitteln. Dabei ist nicht einmal angezeigt, zwischen den Arten des Krankseins Unterschiede zu machen: jene Krankheiten, um die sich die psychosomatische Medizin besonders erfolgreich bemüht, verhalten sich nicht anders als jene, die ihr ganz fremd sind. Jene Leiden, die die Annahme zulassen, sie könnten im Rahmen frühkindlicher Lebensbedingungen in die Wege geleitet worden sein, wie beispielsweise der chronische Gelenkrheumatismus oder der Herzinfarkt, weisen ebensooft auf unsere kranken Ahnen zurück wie jene, zu deren Verständnis uns nichts Psychosomatisches einfallen will. Besonders die *Zwillingsforschung* ist es, die zu solchen Schlüssen gelangt und damit alle psychosoziale Prävention späterer Leiden in Frage stellt. Sie nimmt oft gehegten utopischen Vorstellungen den Wind aus den Segeln.

Es ist noch gar nicht so lange her, daß die Beziehungen zu den Toten, und das heißt auch zu den Vorfahren, offiziell zwiespältig gewesen sind. Sie waren wenigstens verdächtig, wenn man ihnen nicht ausgesprochen morbide und böse Absichten zugetraut hat. Es scheint erst in unserem positivistischen und kosmetischen Jahrhundert nicht mehr der Brauch zu sein, die *Toten* zu fürchten, da man ja mit der Gestaltung der Zukunft alle Hände voll zu tun hat. Obschon zutiefst die Gefühle den Ahnen gegenüber immer noch mindestens zwielichtig sein mögen, erreichen diese unser Bewußtsein kaum noch. In modernen Ländern stößt man auf den Straßen ja auch viel seltener auf Krüppel und Kranke als beispielsweise im Mittelalter, und demzufolge drängt sich auch eine »natürlichere« Beziehung zum Leiden, zur Vergänglichkeit, zu den Toten und zu unserer morbistischen Natur, nicht mehr auf. Alles kultische Tun, womit man die Verbindungen zu den Vorfahren geregelt hat, um sie davon abzuhalten, aus einem Jenseits ins tägliche Leben einzugreifen und hier Unheil zu stiften, ist nur noch rudimentär vorhanden. Es sind die *Genetiker und Eugeniker*, die sich nun naturwissenschaftlich um die ethisch oder medizinisch unzumutbaren bösen Erbanlagen kümmern. Sie sind es, die heute sozusagen das Bannen der Toten vornehmen, an deren prinzipiellem »Dispositionscharakter« aber auch nichts ändern können.

Ähnlich geht es den *Ethnologen*. Wo immer sich diese beispielsweise mit *totemistischen Gesellschaften* beschäftigen und auf einen gemeinsamen Urahnen stoßen, von dem sich ein Volk herleitet, ist dieser nicht nur von außergewöhnlicher Tapferkeit, überragender Weisheit und dergleichen; denn betrachtet man ihn als *Totemtier* oder Totemmensch an seinem Pfahl genauer, dann zeichnet er sich keineswegs etwa nur durch Übermenschlichkeit aus, sondern ist auch verrücktes und krankes Zeug. Man stößt da allenthalben auf *atavistische menschliche Mißgeburten*, auf genetische Rückschläge in die Ahnenreihe und auf Krankhaftes. Man findet basedowoid glotzende Augen, Zahnanomalien, Verrenkungen, dislozierte Frakturen, Zwerg- und Riesenwüchse, Verwachsungen, Hautkrankheiten und Symptome, die man mit Leichtigkeit einem gravierenden inneren Leiden zuordnen könnte. Es gibt kaum ein totemistisches Ahnenbild, an dem sich die medizinische Fantasie nicht zu entzünden vermöchte. Dies ist kaum auf ein künstlerisches Ungenügen zurückzuführen. Die Kunstwerke der Naturvölker scheinen vielmehr aus einer natürlichen Einstellung heraus zustande gekommen zu sein, in der ein tiefes Wissen um die morbistische Veranlagung des

Menschen liegt, was auch in den Masken zum Ausdruck kommt, die zu therapeutischen Zwecken Verwendung finden.

Es ist durchaus denkbar, daß solch gemeinsam Urahnenhaftes bei der Gründung von heutigen *Krankheitsgesellschaften* wirksam ist. Bekanntlich gibt es Rheumaligen, eine Gesellschaft für Psoriasis, für zerebrale Lähmungen, für Tuberkulose und so weiter. Die Zweckmäßigkeit solcher Gründungen ist kaum zu übersehen. Gibt es sie aber wirklich nur zum Zweck einer effizienteren Bekämpfung der Leiden, oder sind dabei nicht dieselben alten totemistischen Gesetze am Werk, die alle diejenigen in einer inzestuösen Weise aneinanderbinden, die an derselben Krankheit leiden?

Die Dis-positionen realisieren sich ein Leben lang; in der frühen Kindheit und Jugend formen sich nur rascher als später jene heldenhaften Einseitigkeiten, die »Gesundheiten«, in deren Schatten sich auch die Anfälligkeiten stellen. Sören Kierkegaard beispielsweise war einer der ersten Existentialisten, jener Philosophengattung also, für die das Ex-sistieren, das »Heraustreten« von besonderer Bedeutung ist. Ob er als Philosoph wohl ebenso durchschlagend geworden wäre, wenn er keinen Buckel entwickelt hätte, wodurch anderseits Zweifel und Demut ihre materielle Verwirklichung gefunden haben?

Das, was sich in unserer Entwicklung stark macht, liefert auch den Anstoß zu Krankheit und Tod. Dabei spielen die *»Urbeziehungen«* zur ersten Umgebung kaum jene besonders privilegierte Rolle, die man ihnen heute so gerne beilegt, durchdrungen vom Glauben an die Fabrizierbarkeit der Dinge. Es scheint oft, als gäbe es nur Beziehungen, aber keine Urbeziehungen. Die Dispositionen spannen die Umwelt, die Mütter und Väter, die Geschwister, den Haushund und die Hühner im Stall lebenslänglich in ihre Dienste. Die Eltern und die erste Umwelt formen uns nicht nur, sondern sie sind auch das, was das Kind als erstes usurpiert.

So verstehen sich auch die höchst unterschiedlichen Wesensarten, die aus ein und derselben Familie hervorgehen. Es ist eher verwirrend, alle die unterschiedlichen Charaktere zu sehen, die dieselbe Herkunft haben, die vom selben Vater geprügelt, von derselben Mutter verängstigt, vom selben Hund getröstet und von den gleichen Hühnern geweckt worden sind. Alles, was von derselben Scholle kommt, treibt entsprechend seinen Dispositionen verschiedene chimärische Profile, findet seine eigene »Größe« und seine eigenen Rezessivitäten, an denen es erkrankt und vergeht. So hat wohl Kierkegaards Disposition den Vater mißbraucht, um eine existentielle Philosophie aufzuziehen, jenen Vater, der zeitlebens eine bedrückende »stille Verzweiflung« mit sich herumgetragen hat, weil er einmal als Hüterjunge Gott für sein menschenunwürdiges Dasein verhöhnte.

Wo sich unser Heldentum, unsere besonderen Gesundheiten selbst verführen, versinken unsere Minderwertigkeiten als *functiones minoris resistentiae*, als Funktionen mit geringerer Widerstandskraft, in der Körperlichkeit. Die Schatten werden stofflich. Es ist, als suchten sie dafür eifrig nach *Ursachen*; ja ihr Suchen scheint so anspruchslos zu sein, daß sie sich auch allenthalben bereits mit »*Sachen*« unter anderen Sachen zufriedengeben. So wird verständlich, weswegen Krankheit früher »*Sucht*« hieß, etwas, was auf die Suche ging und ins Siech-tum führte.

Ätiologie als Lehre von den Krankheitsursachen ist so plötzlich nicht mehr bloß eine Wissenschaft, die Fragen nach der Kausalität, den Ursachen, beantworten will, sondern jene Lehre, die das blinde Suchen nach pathogenen Noxen beschreibt und somit die Fragen nach der Krankheitsentstehung *final*, zweckgerichtet, beantwortet. Natur will zu bestimmten Zeiten, über kurze oder längere Dauer, Krankheit, da sie sie zur Aufrechterhaltung ihres chimärischen Gleichgewichtes benötigt. In ihrer Bescheidenheit scheint sie dabei nach allem zu greifen, was ihrer Absicht zu nützen verspricht: nach Bakterien, Viren, Pilzen und Protozoen, nach Ehepartnern, Vorgesetzten und Untergebenen, nach dem Straßenverkehr und dem Wetter, nach dem eigenen Mörder.

Wie anders läßt sich verstehen, daß für den allergischen Asthmatiker die Umwelt immer bedrohlicher und gespenstiger wird und sich lauter harmlose Dinge in pathogene Schädlichkeiten verwandeln: der Staub auf dem Schreibtisch, die Herbstnebel, der Blütenstaub, der Rauch aus des Nachbars Kamin, jener langjährige Bekannte, der einen Kopf größer ist, oder gar der Anblick von hohen Felswänden auf Postkarten? Auf der Suche nach einer notwendigen Krankheit ist der Mensch erfinderisch; er zaubert sich die Krankheitsursachen her.

Für viele Leiden gilt eine lange Liste von ätiologisch in Betracht kommenden *Noxen*, die ein Gefühl der Hilflosigkeit wecken; es ist, als ob man sie nie recht verstehen könnte, ohne die »wirklichen« Gründe in den Griff zu bekommen. Das Gefühl trügt nicht, und die Ahnungen sind berechtigt. Aber viel Unverstandenes liegt da nicht in einer Unkenntnis der Gründe, sondern in der unbemerkten Aufgeblasenheit des Kausalitätskonzeptes. Der Wunsch, allein damit eine endgültige Ordnung in die Medizin zu bringen, scheint inflativ zu sein und ist ein Zeichen der Zeit.

In der Perspektive der archetypischen Medizin ist die menschliche *Umwelt von allem Anfang an verschmutzt.* Es gibt nur Pollution; denn unsere Dispositionen machen auch alles Reine zum Krankheitsgrund. Sie sind es, die die »somatogenen« und »psychogenen« Faktoren wirksam werden lassen. Die Umwelt ist so sauber, wie das Suchen nach Krankheit es erlaubt, und, um es arrogant zu sagen, die Abgase werden vor allem denjenigen bedenklich, die sie benötigen.

Der *moderne Gesundheitsbegriff* neigt noch stets zum Klassischen, ja Klassizistischen; das, was die Griechen und Römer der Antike in ihren ebenmäßigen, apollinischen Skulpturen zur Darstellung gebracht haben, unterscheidet sich kaum von unseren heutigen, konventionellen, laienhaften oder professionellen Vorstellungen der Gesundheit. Daran ändert sich auch nichts, wenn man an Stelle ihrer positiven Definition die negative der Weltgesundheitsorganisation setzt, nach der sie die Abwesenheit von körperlichem, seelischem und sozialem Leiden sei. Es ist, als ob das Ziel der naturwissenschaftlichen Medizin die Herstellung apollinischer Masse wäre und als ob ihr das, was die Kulturhistoriker bereits im letzten Jahrhundert vollzogen haben, noch bevorstehen würde. Bekanntlich wandelte sich damals, nicht zuletzt dank Nietzsches »Geburt der Tragödie aus dem Geiste der Musik«, das Bild vom Ebenmaß, das sich die gelehrte Welt von der Antike gemacht hatte. Neben die Schönheit und Harmonie Apollos, die man allenthalben in Hellas glaubte sehen zu dürfen, trat der kranke Dionysos, dem es in fast jeder Hinsicht an Maß gebrach. Es ist, als ob wir heute nicht umhinkönnten, auch den Klassizismus der Medizin auf mehr menschliche Realität hin revidieren zu müssen.

Das chimärische Menschenbild der archetypischen Medizin ist nicht klassizistisch. Vielmehr wird da offenkundig, daß es nicht nur keine unteilbare Gesundheit gibt, sondern höchstens eine Reihe von individuellen Gesundheiten. Sie sind identisch mit jenen Überwertigkeiten, von denen die Rede war und die in verschiedener Hinsicht das besonders Taugliche ausmachen. Sie sind demnach auch das, was alles Minderwertige komplementiert und in rätselvoller Anziehung und Aversion zu allem Kranken steht.

Und wie es nur eine begrenzte Anzahl von Krankheiten geben kann, so dürften auch die Gesundheiten wenigstens theoretisch *zählbar* sein. Ihre vielen Besonderheiten werden eigentlich erst ersichtlich, wenn wir das Kranke vor uns haben und zu diesem das Gesunde ergänzen. Ansonsten ruht dieses zumeist ununterscheidbar im Glast, in der Überhelligkeit unseres Bewußtseins. Vor allem für die Jugend, wenn das Kranke oft noch wenig stoffliche Qualität angenommen hat und sozusagen noch schwebt, bleibt die Gesundheit weitgehend unbewußt. Dadurch, daß sie lange Zeit um die Krankheiten gebracht wird, weiß sie auch nichts von Gesundheit und wenig Genaues über sich selbst. Die Jugend lebt gerne verwunschen im Bann ihrer glatten Haut.

Wenn das Gesunde sozusagen nach oben zieht und fliegt, hängt das Kranke als ein Schweres nach unten. Hier sind Müdigkeit und Beschwerden, Lähmungen, Schmerzen und Bettlägerigkeit. Da sieht man Hilfloses und Tatenloses. Hier sind die Unglücklichen, die Unfreien und die Handikapierten. Hier windet man sich in Krämpfen oder kommt vor Übelkeit nicht weiter. Um den Geist wird's idiotisch, und es wird »klinisch«, wenn man unter »kline« wörtlich das altgriechische Bett verstehen will. Es geht in Richtung auf das Grab; hier wird versumpft und ertrunken. Es geht bergab; man ist »tief im Bett«, ein Fall, und es dürfte einige Zeit dauern, bis man wieder »über dem Berg« ist. Aber man weiß auch um seine Schutzwürdigkeit, daß Entscheidungen nicht drinliegen, daß uns nichts einzufallen hat, daß wir dispensiert und suspendiert sind, daß die Welt zum Stillstand gekommen ist, daß wir sozusagen gestorben und im Besitz des Privilegs sind, für nichts verantwortlich gemacht werden zu können.

In der Ausweglosigkeit, der Aporie, nehmen unsere Minderwertigkeiten Substanz an und bringen sich uns so unmißverständlich zum Bewußtsein. Es ist ein In-Erinnerung-Rufen, daß alles labile Balancieren in der Gesundheit von einem Aggregatswandel betroffen werden kann. Im Zustand der Schwere holt das Rezessive seine Bedeutung nach und brütet da zumeist seiner Auferstehung entgegen, wenn es den Menschen nicht endgültig ins Grab zieht. Wem es im Asthmaanfall das Fluchen verschlägt oder wem ein Fieber die fröstelnde Öde seiner Existenz wärmt, dem wird aufdringlich zum Verständnis gebracht, daß es die Diskretion und die Gemütswärme sind, die sich nicht in der Schwebe zu halten vermochten. In vielen Hautrötungen mögen Wut und Liebe sichtbar werden, die als Zustände sonst den Weg in die Vernehmbarkeit nicht gefunden hätten.

Stets aber scheinen es die irrlichternden Überwertigkeiten zu sein, die solche Verwandlungen ihrer Komplemente ins Körperliche erzwingen. Immer ist es die Gesundheit, die das Kranke hervorbringt, wenn sie zwanghaft wird und sich selbst ad absurdum führt.

Um Krankheiten so zu sehen, ist es unvermeidlich, den Boden der naturwissenschaftlichen Medizin zu verlassen. Eine Einteilung der Pathologie nach Krankheitseinheiten erlaubt erfahrungsgemäß nicht, der mutuellen Dynamik von Gesundheit und Krankheit gerecht zu werden. Die Krankheiten, um die es hier geht, sind eigentlich Syndrome, *Krankheits-bilder*. Sie sind keine naturwissenschaftlichen Konstrukte, in denen sich die Symptome nach ihrer statistischen Häufigkeit mehr oder weniger obligat zusammenfügen und die wenn möglich auch mit einer einheitlichen Ursache in Verbindung gebracht werden können. Die Krankheitsbilder, von denen hier die Rede ist, sind keine Verstandesgebilde, sondern vielmehr Bildhaftes, solches, das am befremdlichsten, sinnenhaft in Erscheinung tritt.

Die Abkehr von der Krankheitseinheit und die Zuwendung zum Krankheitsbild sind fast ein Anachronismus, eine Art medizinischer Rückfall in eine Epoche, die vor aller rationalistisch-wissenschaftlichen Forschung über Krankheiten vor allem in Bildern gesprochen hat. Es ist, als ob eine archetypische Medizin vor die Neuzeit zurückgriffe und dort anknüpfen wollte, wo man noch vom kalten und heißen Brand sprach, von der Kolik und »der Rose« als einem Hauterythem, das heute nur noch als Symptom einer Dermatose erwähnt wird.

Krankheiten entstehen im »Gegenstandslosen«. Als etwas zutiefst zum Leben Gehörendes kann es sich die Natur nicht erlauben, sie von einer konkreten Welt abhängig zu machen. Krankheiten stellen sich demnach nicht nur auf *einer* Bühne mit einer ganz bestimmten und bekannten Kulisse ein. Vielmehr treten sie da und dort in Erscheinung, ohne Rücksicht auf ein so oder so geartetes Ambiente.

Wenn es schon in der Absicht der Natur liegt, Krankheit geschehen zu lassen, dann findet sie die dazugehörigen »Ursachen« in den verschiedensten Bereichen der menschlichen Welt. Sie kann es sich nicht leisten, gesunde Lebensbedingungen zu schaffen. Im geheimnisvollen Grün des Urwaldes lebt ein Hottentottenstamm nicht ungefährlicher als die Population eines Stadtquartiers, und in der Taiga der Eiszeit lauerten ebenso viele, wenn auch andere Gefahren wie in der modernen Berufswelt. Die Anfälligkeiten realisieren sich unter den allerverschiedensten Umständen und dank unterschiedlichster Mittel. Demnach gibt es in der Armee eine mindestens so reiche Palette an Krankheitsnoxen wie in den Ehen, Familien, Arbeitsplätzen, Polikliniken und Spitälern, ja, last but not least, in den psychotherapeutischen Praxen, denn auch hier wird mit Eifer gesucht, was in der Welt krank macht.

Krankheiten sehen wir auch mehr aus Bedingungen entstehen, die Antworten auf Fragen nach einem »Wie« als nach einem »Was« sind. Sie stammen aus Eigentümlichkeiten. Sie ergeben sich weniger aus einem bestimmten Tun und im Umgang mit einem bestimmten Gegenstand als vielmehr aus der Art und Weise, wie diese stattfinden. Sie formen sich aus etwas Ungreifbarem. Es ist, als ob man allen Konkretismus hinter sich lassen und die Wahrnehmungen der Sinnesorgane vergessen müßte, um zu dem zu gelangen, was die Fähigkeit der Verleiblichung in sich birgt. So kann Krankheitsverständnis allzu großes Interesse an Fakten platonisch erübrigen. Es setzt fast eine Abneigung voraus, sich allzusehr in eine ach so bedrängende Fülle von Personen, Daten und Ereignissen zu vertiefen: Orientiertheit kann auch blenden.

Wenn also ein Maurer an einem Handekzem leidet, dann ist es weniger der Umgang mit dem Zement als einem Gegenstand oder das Pflästern als ein bestimmtes Tun, die ihn krank machen. Vielmehr kann man bei ihm auch eine besonders entzündliche Überempfindlichkeit gegenüber seinem Handwerk vermuten, das dadurch in einer bestimmten Weise, durch ein bestimmtes »Wie« qualifiziert wird. Bei aller Pflichtergebenheit mag er sich dessen kaum recht bewußt sein. Was für Pflasterer gilt, gilt auch für den Politiker; wenn ein Staatsmann vom Herzschlag getroffen wird, dann sind nicht das Regieren und die Politik gefährlich, sondern bei all seinem spätchristlichen Gerechtigkeitssinn eine verborgene, angst- und haßerfüllte Willkür, die sich somatisiert und die so sein eigenes Herz erdrosselt.

Das Kranke hat eine geheimnisvolle Neigung zu einer *bestimmten Schwere*; es scheint sich die Gefährlichkeit vorzunehmen. Das Ausmaß der Somatisierung erscheint wie berechnet, und der Sturz eines Verhaltens oder eines seelischen Zustandes in die Materie folgt offenbar den Gesetzen der Materialisation auch hinsichtlich des Umfanges. So wird eine chronische, übersaure Magenentzündung, eine hyperazide Gastritis noch lange nicht selbstverständlich zu einem Geschwür. Banale Kopfschmerzen können banal bleiben und brauchen sich nicht in eine Migräne zu verwandeln. Ein Reizgelenk muß sich nicht zu einem Gelenkrheumatismus verschlimmern, und eine Neigung zu Durchfällen »mutiert« noch lange nicht in eine geschwürige Darmentzündung. Auch das Gegenteil ist richtig, und obschon im Schweren dasselbe ist wie im Leichten, sind sie so doch etwas anderes. Neben *fließenden* Übergängen gibt es auch *graduelle* Unterschiede, die von der Natur zumeist mit Genauigkeit beobachtet werden. Die Körpermedizin begegnet da ähnlichen Gesetzmäßigkeiten wie die Psychiatrie; auch hier liegt in der Neurose noch lange nicht die Möglichkeit zu einer Psychose, und selbst die sogenannten Grenzfälle bleiben mit beachtlicher Hartnäckigkeit solche und schicken sich kaum an, den Schweregrad einer Neurose anzunehmen oder in eine akute Episode überzugehen.
Was hier als »leichte Krankheiten« gilt, sind vielmehr *Störungen* als Krankheiten. Jene werden »psychogen« oder »funktionell« genannt und bleiben oft nicht zuverlässig beschreibbar, sondern treiben Symptome da und dort. Zur Verstopfung treten Kopfschmerzen oder unklare Beschwerden von seiten des Magens, Herzklopfen und vieles andere mehr. Häufig sind die Beschwerden flüchtig, kommen und verschwinden wieder; meist sind sie schwer zu lokalisieren. Oft fällt eine Umweltsabhängigkeit auf: sie stellen sich regelmäßig nach diesen oder jenen Erlebnissen ein oder treten in Erscheinung, wenn eine Reihe von kaum bemerkten Kränkungen vorausgegangen sein mag. Demnach neigen sie auch zu unperiodischen Verläufen und machen den Eindruck des Willkürlichen, ja Kapriziösen; sie führen uns gelegentlich irre und geben das Signal zu umfangreichen medizinischen Abklärungen. Ihre ephemere Qualität kann die Kranken-

häuser mehr in Atem halten als ein schweres Leiden. Quoad vitam, was das Leben also selbst anbetrifft, verhalten sie sich zumeist gutartig, wenn sie unser Leben auch wie Gespenster zu terrorisieren vermögen. Therapeutisch wird man oft daran denken, den Patienten einer Psychotherapie zuzuführen, weil man sein Leiden als »nervös« empfindet, aus quälenden Beziehungen heraus geboren und unterhalten, wobei aber auch für sie das gilt, was für alle Somatisierung zutrifft: Ursachen sind zumeist nur Sachen unter anderen Sachen; auch in ihnen wirkt jener Krankheitsinstinkt, der in der Not auch Fliegen frißt, wie der Teufel, wenn er sich selbst treu bleiben will.

Was unter einer »*schweren Krankheit*« zu verstehen ist, läßt sich im Gegensatz dazu wesentlich zuverlässiger umschreiben. Sie tut uns eher den Gefallen, sich klassisch zu verhalten und nach lehrbuchmäßigeren Formen zu verlaufen. Sie verhält sich »statistisch signifikant«, und ein kursorischer Augenschein ermöglicht oft bereits eine Diagnose. Schwere Krankheiten sind das, womit der medizinische Anfänger später zu tun zu haben glaubt. Dabei machen sie nur einen Teil des Krankengutes aus. Sie sind die zuverlässigen Bestandteile einer ärztlichen Praxis. Ihre Abhängigkeit von den seelischen Beziehungen fallen wenig ins Gewicht, und kaum wird man besonders dazu angeregt, die Verhältnisse am Arbeitsplatz abzuklären oder einer familiären Misere nachzugehen. Schwere Krankheiten haben wenig Sinn fürs Kapriziöse; sie verhalten sich zumeist einfallslos, sinister, autonom und einem dunklen Drange folgend. Man weiß, daß man es mit etwas Seriösem zu tun hat. *Quoad vitam* sind sie ernst zu nehmen; die Somatisierungen greifen tief ins Lebendige, sozusagen ins Mark. Es geht auf Leben und Tod und nicht mehr nur um ein Mehr oder Weniger an Schmerzen, Übelkeit, Durchfall und dergleichen. An eine psychologische Behandlung wird erst in zweiter Linie gedacht; ja nicht selten wird der Gedanke, daß da ein Psychologe mitzureden hätte, so etwas wie Amusement hervorrufen. Man hat es mit Wichtigerem zu tun als mit dem Luxus seelischer Zustände. Schwere Krankheiten sind das, woraus die Ärzte ihren besonderen Nimbus ziehen.

Es ist, als ob die Natur mit unserer *möglichsten Gesundheit unser erträglichstes Kränkeln* meinte. Wenn am Rezessiven unserer chimärischen Zwiespältigkeiten das Ungemach hängt und dieses unser Habitualverhalten steuert, damit es sich nicht ins Irre versteigt, und wenn dieses Ungemach nur allzu leicht ins körperlich Kranke pervertiert, dann kann uns die Natur nicht auf ein Wohlbefinden hin geplant haben, das der heutigen Gesundheitsvorstellung entspricht.

Im Gegenteil; Gesundheit scheint der Mensch um so weniger ertragen zu können, je gesünder er sein zu müssen glaubt. In diesem Sinne ist auch der Sport um so gefährlicher, je unreflektierter sich ein leistungssportliches Denken eingenistet hat. Je selbstverständlicher wir annehmen, uns tapfer durchs Leben schlagen zu müssen, um so sicherer werden uns Feigheit und Zaghaftigkeit einholen und ein großes Zittern oder eine tröstende Freßlust von uns Besitz ergreifen. Mit der Gesundheit, die die Natur für uns vorgesehen hat, verhält es sich ähnlich wie mit der mittleren Wetterlage. Es gibt keine andauernden Föhnlagen ohne Zusammenbrüche, und es gibt keinen ewig blauen Himmel, ohne daß das Leben dabei umkommt. Es scheint, als ob wir auch in dieser Hinsicht keineswegs aus der Natur ausgetreten wären; vielmehr leben wir immer noch in der elementaren Landschaft unserer Herkunft.

Der Mensch ist gesünder, wenn er etwas krank ist. Gesundheit in Reinzucht ist auf die Dauer unerträglich. Es liegt zu viel Verantwortung in ihr und zu viel Freiheit, als daß wir sie stets ungeschoren auf uns nehmen könnten! Das Ungemach und vollends die Krankheiten sind letztlich auch erbeten. Der tägliche Jammer ist keineswegs nur eine Anklage der *condition humaine*, sondern auch eine Genugtuung darüber, daß das Wohlbefinden und die menschlichen Möglichkeiten überhaupt eine Grenze besitzen. Es ist, als ob wir durch sie besser geerdet, geschützt und abgedeckt wären und so, als ob alle unsere Anstrengungen etwas von Freiwilligkeit annehmen würden. Fettsüchtige Kurzatmigkeit läßt uns auch alles leichter nehmen, weil wir uns am eigenen Keuchen sozusagen festhalten können; die arthrotischen Beschwerden fügen allen unseren Verpflichtungen einen Schmerz bei, der unsere Nach-lässigkeiten legitimiert, während es ein akuter oder chronischer Schnupfen ermöglicht, die Umwelt näselnd in Distanz zu halten.

Sofern das Bewußtsein dafür geschärft ist, begegnet man im Alltag dem Gesetz von der Erhaltung des Ungemachs und des notwendigen Krankseins an allen Ecken und Enden. Wenn die körperlichen Beschwerden während einer Psychotherapie in den Hintergrund treten oder gar verschwinden, dann können Verhalten und Zustände, die sich in sie verwandelt hatten, als banale Dysphorien wieder aus ihnen aufsteigen. Wo vorher ein lästiger Harndrang mit und ohne Blasenentzündung die täglichen Verrichtungen einer Hausfrau erheblich kompliziert hat, erschwert diese nun das Familienleben mit »Bekleckereien« anderer Art, die ihr auch nicht leichtfallen. Wo umgekehrt psychische Schwierigkeiten einer erfreulichen Besserung entgegengehen, besteht keine Gewähr, daß sie nicht in den Körper absinken oder dorthin bereits abgesunken sind. Wenn sich das Leiden an einem ebenso hartnäckigen wie vergeblichen Protestieren gegen soziale Zustände beispielsweise plötzlich mildert, dann darf man nicht überrascht sein, es als schmerzhaften Weichteilrheumatismus wieder in Erscheinung treten zu sehen.

Was für den Einzelnen gilt, gilt auch für das *Kollektiv*. Die Natur hat die Welt des Menschen »*morbistisch*« angelegt und beabsichtigt mit uns ein mittleres Gemach, eine ungefähre Gesundheit. Sie beobachtet Zumutbarkeit.

Eine solche Vision ist derzeit eher unpopulär. Es mag uns zwar einleuchten, daß da Gleichgewichte zwischen Geburten und Todesfällen sein müssen, weil sich uns sonst das Bild eines immer weiter um sich greifenden Tumors aufdrängt, der schließlich an Ernährungsmangel zugrundegeht; weit weniger gelingt es uns, Homöostasen auch hinsichtlich Gesundheit und Krankheit zu erkennen. Wohl mögen wir noch knapp erkennen, daß es in einem unberührten Teich ökologisch zugeht und sich da das Gesunde und das Kranke die Waage halten; es fällt uns jedoch bedeutend schwerer, die Welt des Menschen als ein *Biotop* anzusehen, in dem nach ebenso strengen Gesetzmäßigkeiten das Kranke und das Gesunde verstrickt sind.

Wir scheinen da tief in der Ideologie von Gründerzeiten zu stecken, und der Geist der positivistischen Wissenschaftlichkeit leuchtet hier noch immer so hell, wie er in den vorigen Jahrhunderten geleuchtet hat.

Die Natur hat es auf ein medizinisches Nullwachstum abgesehen, und das Schicksal ihrer genetischen Mutationen ist keineswegs nur so zu verstehen, daß das Gesündere überlebt und die größere Chance hat, sich breitzumachen. Hat sie schon so etwas Besonderes wie die Gehirnsubstanz hervorgebracht, hätte sie auch Zeit gehabt, so etwas verhältnismäßig Einfaches wie deren Degeneration auszumerzen. Die Natur scheint vielmehr darüber zu wachen, daß bei allem Mutieren auch unsere Anfälligkeiten für Krankheit und Tod mitlaufen. Während uns solches für das animalische und vegetative Treiben in einer Waldlichtung durchaus plausibel ist, wird uns höchst sonderbar zumute, wenn wir es auch auf die menschliche Landschaft übertragen sollen. Das Ablassen vom Utopischen und die Hinwendung zur Erkenntnis, daß es eigentlich keine Gesunden geben darf, weil es keine geben kann, ist im ersten Augenblick enttäuschend. Kaum nimmt man auch das Tröstliche und Gerechte, das irgendwie Befreiende einer solch dunkleren Vorstellung wahr. Erst im nachhinein vielleicht mag es uns wie Schuppen von den Augen fallen, in welchem Ausmaß wir von der Vorstellung einer klassizistischen Gesundheit bestimmt werden, die nur so überhell leuchtet, weil der motivierende Grund so morbid ist.

Unsere *Gesundheitspolitik* ist denn auch ebenso himmelragend, heroisch wie blödsinnig, wenn man darunter ein Denken verstehen will, das so mager geworden ist, daß es fast nur mehr als ein Gespenst seiner selbst wirkt. Die Bevölkerung der zivilisierten Länder ist eine allenthalben korrigierte und polierte Gesellschaft und gleicht allzumal einer gigantischen Sammlung restaurierter antiker Figuren; erst wenn man sich bewußt wird, wie viele Menschen, die zu einer Einladung zusammenkommen oder an einer Versammlung teilnehmen, chirurgisch oder chemisch präpariert oder vor der Staubwerdung gerettet worden sind, bemerkt man die moderne und doch immer gleiche ökologische Absicht der Natur.

Krankheiten sozialisieren, und es ist kaum abzusehen, in welchem Ausmaß alles Kränkeln ein verhältnismäßig friedliches Zusammenleben innerhalb der Gemeinschaft ermöglicht. Es wäre höchst einseitig, wollte man nur die Belastungen sehen, die dieser aus den Krankheiten erwachsen.

Die *Sozialität des Menschen* versteht man kaum, ohne miteinzubeziehen, daß dieser als ein chimärisches Unwesen in einer Gesellschaft mitgeht; hier stößt er und wird gestoßen, frißt und wird gefressen. Zumeist ist die Gesellschaft ein zähflüssiges Medium, und beachtlich ist der Aufwand an Kunst und Kraft, sich darin zu bewegen. Das Treiben im menschlichen Biotop profiliert und stilisiert unsere Begabungen und aktualisiert anderseits unsere morbiden Anfälligkeiten, wie wir *umgekehrt* unsere Umwelt kränken und fördern. Die Sozietät ist sozusagen ein relativ geschlossenes System, in

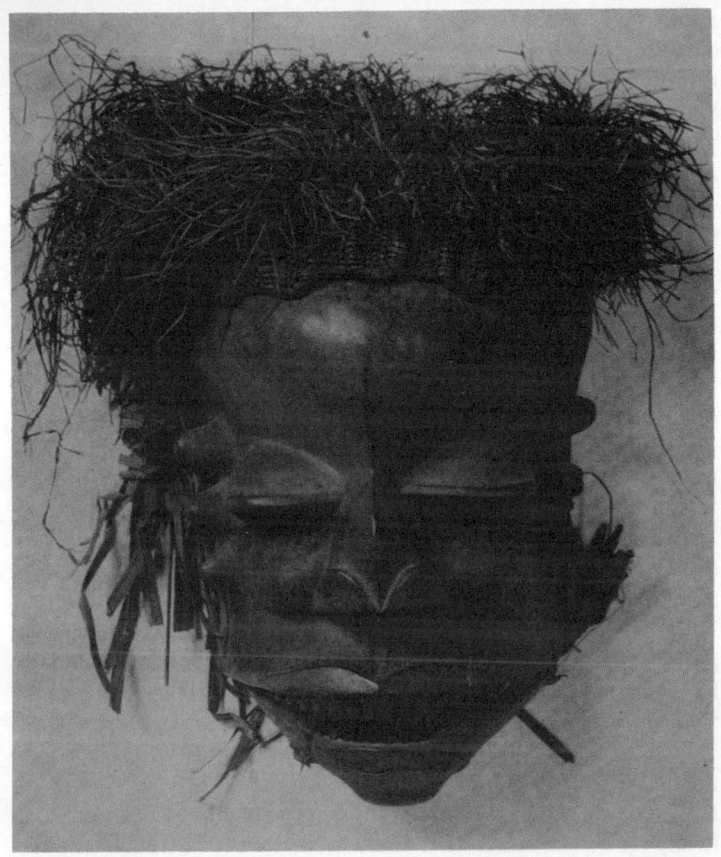

Ozeanische Ahnenmaske.

Medizinisch gesehen, sind die Ahnen in den Vorstellungen der Völker zumeist krank. Sie leiden nicht nur an tumorösen Auswüchsen wie hier, sondern an Krankheiten aus allen Disziplinen der Heilkunde.

dem man sich arrangiert und für dessen Stabilität nicht zuletzt alle Grade der Somatisierung eine bemerkenswerte Rolle spielen.
In einer menschlichen Welt spielen jedoch die Menschen selbst keineswegs die ausschließliche Rolle. Sie besteht nicht nur aus dem *homo sapiens*, wiewohl dieser allgegenwärtig zu sein pflegt. Im Me-

37

dium, worin der Mensch sich müht, ist dieser gewissermaßen nur eine Qualität unter anderen. Vielmehr ist es ein höchst kompliziertes Ambiente, bestehend auch aus viel Beton und Stein, künstlichen Habseligkeiten, wenig Himmel, Fauna und Flora. Wenigstens vom medizinischen Gesichtspunkt aus gesehen, besitzen Mitmenschen nur einen Stellenwert, wie die Wohnung, die Berge in der Ferne oder die Zimmerlinde den ihrigen besitzen; und unsere Allergien und Anergien richten sich nicht nur auf die Mitarbeiter, sondern auch auf die Katzen oder den Frühling mit seinen pollengeschwängerten Winden.

Im Kleinen wie im Großen ist dabei die Morbidität, die Krankheitsanfälligkeit, eine nicht zu unterschätzende Möglichkeit, die soziale Verträglichkeit aufrecht zu erhalten. Sie hilft mit, eine höchst hybride *Gemeinschaftlichkeit* zu garantieren. Wer weiß, wie manche Ehe ihren Bestand den Migräneanfällen verdankt, womit eine Gattin und Mutter ihren grindigen Sadismus erdet und so die familiäre Situation rettet. Wer hat untersucht, wieviel ein Herzinfarkt zum Arbeitsfrieden beiträgt, worin sich die Haßgefühle auf Mitarbeiter und Kunden niederschlagen, damit der Chef weiterhin ein Herz für alle haben kann? Wer berücksichtigt, in welchem Ausmaß es alle Unternehmungslust dem Umstand zu verdanken hat, daß sich die Angst in eine Anfälligkeit zu diarrhöischen Krisen zurückgezogen hat? Und wer berücksichtigt die gemeinschaftsstabilisierende und zivilisationserhaltende Bedeutung des hohen Blutdruckes, der die feindseligen Regungen bei allen unentwegt Einsatzbereiten auffängt?

Es ist denkbar, daß eine Zivilisation um so mehr nach diesen Möglichkeiten zu greifen hat, je fleckenreiner ihre Vorstellungen vom friedlichen Zusammenleben sind. Das Ausmaß unserer sogenannten *Kriminalität* und Asozialität ist kaum abzusehen, und nicht abzumessen ist der Nutzen unserer Krankheitsanfälligkeit, die diese in Morbides aller Art gewissermaßen einbalsamiert. Wer kennt die positiv-soziale Bedeutung der Arteriosklerose, auf deren Konto die größte Zahl der zivilisierten Todesfälle geht? Wie viele »Schläge« wären eigentlich für den anderen gedacht gewesen?

In diesem Sinne erhalten unsere *Spitäler* noch ein anderes als das übliche Gesicht. In ihnen sammelt sich larvierte Kriminalität. Auf jeder chirurgischen Station würde es sich lohnen, nachzusehen, wie mancher Knochenbruch eigentlich ein verhindertes Ver-brechen

war. Es scheint denn auch jene wohl kaum recht bewußte Selbstver-
hinderung von Kriminalität zu sein, die in den Kliniken psychologisch gebührend honoriert wird. Dadurch, daß hier so viel geopferte
Feindseligkeit zusammenkommt, verwandelt sich das moderne Spi-
tal immer noch in eine Art *Hôtel de Dieu*, und kein Mensch würde
ihm auf den ersten Blick ansehen, daß es auch eine Art Zuchthaus
ist.

Es ist, als ob gerade jene politischen, philosophischen, theologi-
schen oder wissenschaftlichen Leistungen am epochemachendsten
und genialsten wären, die durch Prämorbides und Krankheit gewissermaßen abgelöhnt oder motiviert sind. Es sind oft jene, die
besonders auffällig in den natürlichen Widerspruch von Gesund und Krank eingebettet sind. Sie scheinen eine um so größere
vitale Kraft zu entfalten, je tiefer sie in der kranken Natur verwur-
zelt sind.
So etwa mag die »Unsterblichkeit« des Philosophen Kant verstanden werden, der nach zweihundert Jahren noch immer allenthalben
zitiert wird, wenn es um die nur relative Zuständigkeit der Vernunft
geht. Als friederizianischer Kleinbürger bemühte er sich bis ins
kleinste Detail hinein um eine besonders vernünftige Lebensweise.
Sein langes Leben hat nie über die Grenzen seiner Geburtsstadt hin-
ausgeführt; vielmehr ist es räumlich und zeitlich peinlichst geordnet
wie innerhalb eines Gefängnisses abgelaufen. In seinen Reflexionen
über die Vernunft sind denn auch Raum und Zeit erste Ordnungs-
prinzipien, nach denen sich unsere an und für sich chaotischen Sinneseindrücke zu Wahrnehmungen ordnen. Es ist, als ob Kants auf-
klärerisches Gehirn das Vernünftig-Sein zwangshaft überzogen
hätte und sich so eine irrationale Unvernunft in einer *Dementia seni-
lis* hätte somatisieren müssen; denn im Alter drängte sich ein höchst
unvernünftiges Gespenstern in seine Vernunft. Oder war es so, daß
dieses schon als prämorbider Hintergrund seine philosophische
Glanztat motiviert hat?
Was für den Philosophen zutrifft, gilt auch für den *Wissenschaftler*.
Der Arzt und Wissenschaftstheoretiker Robert Mayer beispielsweise hat an einer manisch-depressiven Psychose gelitten, wenn sie
auch nicht haargenau nach dem Lehrbuch ausgesehen hat. Diese
gehört eigentlich in die Neurologie, da sie mit einer Störung des
Fermentstoffwechsels im Hirngewebe einhergeht. Robert Mayer

hat in seinen »Bemerkungen über das mechanische Aequivalent der Wärme« das Gesetz von der Erhaltung der Energie dargestellt, und die Beschäftigung mit diesem scheint ihn in ganz besonderem Maße gefangengenommen zu haben. Ist es so abwegig, seine epochemachende Entdeckung aus seinen biologischen Wesenseigenschaften hervorgehen zu lassen? Ist es nicht, als ob der besondere Glanz seiner Entdeckung durch ein entsprechendes Leiden hätte komplementiert sein müssen?

Auch die *politischen Ideen* steigen aus unserer Organizität. Wo man in der Rheumatologie dem Verständnis für weichteilrheumatische Schmerzen nachgeht und auf isometrische Muskelverspannungen stößt, die den Aberglauben an den Wert einer leichtlebigen Dynamik in Schach halten, da kam man kaum umhin, den Konflikt auch im Großen zu sehen. Es ist, als ob sich gegen ein allzu isotones, demokratisches Spiel isometrisch geballte Fäuste erhöben; und es ist, als ob die Diktatur des Proletariats mit seiner zum Starrsinn neigenden Ideologie eine zum politischen System erhobene, und als verbindlich erklärte, isometrische Muskelarbeitsideologie wäre.

Unsere *Weltanschauungen* steigen aus unseren Organen, und der menschliche Geist existiert nur dank diesen. Insofern vermag er lediglich in *Organsprachen* zu denken und in jenen Evidenzen, die ihm seine Eingeweide zulassen, seine Muskeln und sein Skelett.

Davon macht auch das *Gehirn* keine Ausnahme. Es ist nur ein Organ unter anderen, die für die geistige Tätigkeit in Frage kommen. Es liefert nur seinen Teil. Wenn etwas wie eine Inspiration zustande kommt, dann führt diese oft eher zu Empfindungen im Bereich der Atmungsorgane. Die psychosomatische Medizin beobachtet gegenüber Gehirnkrankheiten eine ganz besondere Zurückhaltung. Es ist, als würde sie sich hier Tabugrenzen nähern und als käme sie da in die Nähe des Ichs, das als archimedischer Punkt außerhalb des »Seins« unbedingt unangetastet bleiben müßte. Es ist, als ob uns gegen jede Relativierung und Einbeziehung dieses Ichs in ein weiteres Gesamt die Haare sträubten. Es ist, als müßten wir uns bei dem Gedanken auflösen, daß das uns so nahe liegende Gehirn, mit dem wir uns identisch wähnen, ähnlichen Gesetzen unterworfen ist wie der Magen, die Blutgefäße, das Genitale oder die Rückenmuskulatur. Und doch hat auch es sich in der Natur gebildet wie das Gedärm, blieb in natürlichen Abhängigkeiten hängen und betreibt seine letztlich sonderbaren Verrichtungen ähnlich wie das unermüdliche und sture Herz. Wo immer philosophische, politische, theologische oder wissenschaftliche Theorien zustande kommen, scheint es nicht namhafter daran beteiligt zu sein als das übrige Eingeweide.

Der Organcharakter der menschlichen Weltanschauungen wird besonders offenkundig, wenn sich diese sprachlich kundtun. Alle Beschäftigung mit der *Sprachgeschichte, der Etymologie* scheint zu endosomatischen Empfindungen hinzuführen, die dann auch die Substanz für alles spätere Formulieren geblieben sind. Gelingt es der Etymologie nicht, bis zu jenen Sensationen vorzudringen, dann erweckt sie den Eindruck, als hätte sie ihre Aufgabe nur halbwegs gelöst. Wenn die sogenannte *indogermanische Sprachwurzel* beispielsweise nicht mit einer Körperempfindung zusammentrifft wie in »angh«, das in der »Angina pectoris«, in der »Bedrängung« und so weiter steckt, dann scheint sie in der Luft zu hängen und ist eigentlich eine Luftwurzel.

Selbst in jenen Bereichen, wo es gerade am *geistigsten* zugeht, kommen wir ohne Organempfindungen nicht aus. Wenn die Weltanschauung unüberhörbar an das optische Erleben gebunden ist, so steckt jeder Ver-stand in unseren Beinen. Verstehen scheint mit unserem Gehirn nicht mehr zu tun zu haben als mit den unteren Extremitäten. Etwas Verstandenes ist demnach auch etwas, das selbständig geworden ist und ad acta gestellt werden kann. Es hat gewissermaßen sein Eigenleben gefunden, wie der sprachgeschichtlich verwandte »Stuhl«. Auch das, was »sta-tistisch« signifikant ist, ist das, was zu ver-treten und als ein quasi autonomes Gebilde zu ver-stehen ist. Wie Martin Heidegger die naturwissenschaftliche Welt als ein »Gestell« sieht, ist sie auch ein Konstrukt aus statistisch bedeutsamen Bausteinen; sie wäre nicht zu-stande gekommen, wenn wir unsere Beine nicht hätten.

Wo nehmen wir so nur den Glauben her, wir hätten es zum Widersacher der *Natur* gebracht? Sind nicht all unsere Kunstwerke der Technik dadurch zustande gekommen, daß sie den Stempel unserer Organizität tragen; und sind sie nicht dadurch nur eine Anreicherung der Natur geblieben, wiewohl wir gerne glauben, ihr längst entronnen oder von ihr ausgestoßen worden zu sein?

Während man das ärztliche Tun in einer archetypischen Medizin als »Therapie« zu bezeichnen hat, geht es in aller Heilkunde, die mit Naturwissenschaft zu tun haben will, um Behandlung. Während erstere in ihrer ursprünglichen Bedeutung eigentlich »Kult« meint, den wir um eine Krankheit treiben, ist die *Behandlung* vielmehr Mani-pulation, ein Handanlegen und ein autoritatives Gebaren, durch das in einer senkrechten Beziehung zwischen Arzt und Patient Wiederherstellung erreicht werden soll.

Behandlung ist die logische, zwangsläufige Konsequenz einer Weltanschauung, in der das Schwarze schwarz und das Weiße weiß ist und in der sich das Gesunde und Kranke wie selbstverständlich voneinander abheben. Sie setzt im Extremfall eine unhinterfragte Ideologie voraus, in der das Kranke wie ein verunstaltender Surrealismus an einer quasi klassizistischen Ebenmäßigkeit hängt. Behandlung setzt ein Denken und Empfinden voraus, das hinsichtlich Gesundheit und Krankheit *moralisch* ist und in dem sich diese unterscheiden wie Engel und Teufel in der christlichen Welt. Behandlung lebt so noch stets von einer kollektiven Entrüstung über das Übel in der Welt, der nur eine vollständige Ausmerzung entsprechen kann.

So steht für die Behandlung fest, daß beispielsweise das Asthma bronchiale weniger ein Leiden ist, in dem eine Neigung zu exspiratorischer Brutalität in der Vernichtungsangst steckenbleibt und das demnach eine schillernde Beurteilung verdienen würde; für sie ist es vielmehr eine milde oder spektakulär verlaufende Atemstörung, ein Schaden, ein eindeutiges Negativum.

Behandlung besteht in einer Unzahl von Praktiken, um einen *status quo ante* wieder herstellen zu können und den Patienten dorthin zurückzuführen, wo man sagen darf, er ist wieder der alte. Sie greift zu chirurgischen und chemischen »Gegenmaßnahmen«; im Falle eines Asthmas also zu antiasthmatischen Eingriffen. Sie wird Antiallergica verordnen, Antiphlogistica, Antispasmodica, Antibiotica oder gar Antidepressiva. Sie ist ihrer Grundhaltung entsprechend gegen alles, was Übel ist, und befolgt so recht eigentlich das alte Prinzip des *Contraria Contrariis*. Behandlung ist extrem feindselig und hat die Wiederherstellung eines verlorenen Bildes im Auge. Sie ist prüde und treibt vorwiegend Abwehrzauber, Exorzismus und oft fanatische Krankheitsverfolgung. So wird sie auch eine Hygiene miteinbeziehen, die den Patienten von allerlei möglichen

Allergenen fernhält; Teppiche werden mit feuchten Lappen aufgenommen, um sie von bösartigem Hausstaub zu befreien; man betreibt eine Art Stallzauber, den man schon früher in Form von Wasserlustrationen vollzogen hat. Dazu kommen zauberkräftige Machtworte, die einer »Abwaschung«, einer Art Absolution gleichkommen. Man greift zu suggestiven Aufforderungen und aufrüttelnden Willensappellen, und man stellt sich als Säule zur Verfügung, an die sich der in einer Ausweglosigkeit befindliche Kranke anklammern kann.

Wenn die Darstellung der Behandlung hier etwas ironisch herausgekommen ist, dann bezieht sich dies weniger auf die Behandlung selbst, sondern auf das hinter ihr stehende medizinische Konzept, sofern sich dieses etwa alleinseligmachend vorkommen sollte. Der Sarkasmus meint den Ernst, den sie vielleicht als einzige ethische Haltung gelten läßt. Die Wünschbarkeit der Behandlung steht außer Zweifel, sofern einem etwas an Wohlbefinden und Leben gelegen ist. Dort jedoch stellt sich Zynismus ein, wo sich eine Medizin selbst verabsolutiert und, eingestanden oder uneingestanden, eine exorzistische Medizin beginnt, die in ihrer sadistischen Ernsthaftigkeit in nichts hinter den Hexenverfolgungen der Vergangenheit zurücksteht. Er beginnt dort, wo Gesundheit und Leben und die Formel *salus est vita* (Gesundheit ist Leben) allzu selbstverständlich zu Tabus erklärt werden; erfahrungsgemäß wird unser Trieb nach Heil und Gesundheit von der Natur mit immer noch drastischeren Maßnahmen unterwandert, wenn er allzu obsessionell wird; Sarkasmus wird sich einstellen müssen, bevor eine behandelnde Medizin kontraproduktiv wird.

Während Behandlung prinzipiell handelt, ist die *Therapie organischer Störungen und Krankheiten* in einer archetypischen Medizin verbal und extrem unpraktisch. Das Tun besteht da nur noch aus gewissen »kultischen« Gesten und mimischen Hinweisen, um die so sehr im Mittelpunkt stehende Sprache anzureichern.

Diese ist aber keine der Machtworte, keine, die Rat-Schläge austeilt; da spielt sich auch keine besondere Autorität auf. Die Therapie bleibt im Dialogischen und in irgendwie stets angestrebten waagrechten Bezügen zwischen dem Patienten und seinem Therapeuten. Im Prinzip bräuchte sie demnach auch wenig technisches *Know-how*, dafür um so mehr Empathie und eine immerwache, schillernde Kreativität, die den Weg durch die Fährnisse der Konflikte und Paradoxien findet. An Stelle von Tatkraft und Rationalität, die zur Behandlung gehören, verbindet sich Therapie weit eher mit merkurialischem Geist, der alterslos führt und verführt und allen komplementären Gegenläufigkeiten dialektisch gerecht zu werden trachtet.

Während die Behandlungen von der strikten Geschiedenheit von Schwarz und Weiß, von Gesundheit und Krankheit lebt, liegt alles Therapeutische einer archetypischen Medizin in einem *mystischen Dämmerlicht*, in dem die Gegensätzlichkeiten ihre verwandtschaftlichen Beziehungen austragen. Es ist ein Medium, in dem allenthalben Stellenwechsel stattfinden, wo einerseits das Kranke zum Gesunden und anderseits das Gesunde zum Kranken werden kann. Manchmal scheint es, als ob hier letzteres noch das einzig Gesunde an einem Patienten darstellte und dessen Gesundheit nur ein fragwürdiges Morbides gewesen wäre.

So ist die Therapie in einer archetypischen Medizin auch moralfreier als alle Behandlung. Über ihr hängt viel weniger das Damoklesschwert der Ahndung für ein begangenes Versagen und kaum ein besonderer Geist der Anbetung von Gesundheit und Leben. Die Krankheit ist da weit weniger ein Werk des *Teufels*, das auf Ausmerzung wartet; wenn er erscheint, dann gern als jene Kraft, die das Böse will und Gute schafft. Selbst das Grauen, das er mit sich zieht, läßt sich öfter auch als luziferische Dämmerung verstehen. Der ärztliche Zynismus, der um so mehr wildert, je umfänglicher der hippokratische Eid verpflichtet, läuft als milde Ironie mit. So ist die Therapie in einer archetypischen Medizin, die sich mit dem Menschen als einem chimärischen Gegenstand beschäftigt, der *Alchemie* verwandt; auch sie ist eine Gold- und Dreckmacherkunst, wo der Schatz im Straßenkot gefunden wird oder sich das Gold in Bocksmist verwandelt, je nachdem, welche Relevanzen die Natur gerade setzt.

Vorwiegend im Vertrauen auf ihr Bündnis mit dem »Teufel« versucht die verbale Therapie einer archetypischen Medizin das, was eine Metamorphose in ein körperliches Kranksein durchgemacht hat, »zu erlösen«. Es geht da um eine *Resublimation* von etwas, was einer Materialisierung zum Opfer gefallen ist, wenn man unter »sublim« »schwebend« verstehen will; eine Art Aggregatzustand, der sich zum lateinischen »gravis« (schwer) und zu »Gravitation« (Schwerkraft) komplementär verhält.

Gerade durch ihre fast ironische, quasimasochistische Einstellung dem Kranksein gegenüber, ihren leidensmystischen Hang und ihre ans Perverse grenzende Liebesbeziehung zu ihm, versucht sie den Geist aus dem Stoff zu heben; solches geschieht nicht ohne eine Art *»Todeshochzeit«.* Wird sich der Asthmatiker bewußt, daß ihn die Natur gerade wegen seines Hanges zur exspiratorischen Großartigkeit erdrosseln will, dann mag ihm auch einleuchten, daß sich die innere Erstickung nur dadurch aus dem Körper heben läßt, wenn diese als Selbstbeschränkung mit eben jener Neigung zum großen Sein eine Liaison eingeht. Es mag ihm zum Bewußtsein kommen, daß ihm nichts anderes übrigbleibt, als das Ungeheuerliche zu heiraten, eben eine »Todeshochzeit« einzugehen. Der Begriff ist zwar etwas schwülstig, aber sicher treffend und weist auf jenes allgemeine Mythologem hin, in dem sich das ganz besonders Begehrenswerte mit einem Monstrum einläßt und dabei sozusagen »stirbt«, einer Urgestalt, in der sich unerkannt etwas Wertvolles verborgen gehalten hat. Eine Todeshochzeit ist so nur scheinbar eine Todeshochzeit, als der Tod lediglich von ferne seine Hand im Spiel hat; sie steht häufig wie ein Gespenst in der Luft, das sowohl Entsetzen, Ungläubigkeit, Lachen oder auch Entrüstung wecken kann.

Die merkwürdige Heirat führt zu einem Gefühl von Weite; es ist, als erlebte man die *»Ewigkeit«.* Es ist, als ob das eigene Leben erst jetzt eine ebenso unverwechselbare wie inkorruptible Eigenart erhalten würde, seine besondere Begrenzung und Freiheit; es ist, als ob uns erst diese Erkenntnis in allem Gedränge der menschlichen Welt eine unantastbare Sicherheit verleihen könnte.

Der Augenblick jener *»mystischen Heirat«* mag auch etwas von *Seligkeit* an sich haben. Wie die Ewigkeit nicht nur etwas ist, in das wir nach unserem Ableben angeblich eingehen werden, ein Reich, in dem uns die Plagen der Zeit nichts mehr anhaben können, so ist auch die Seligkeit nicht nur ein Zustand, der sich erst in jenem Land der Ewigkeit einstellt. Seligkeit kann sich bei jeder Heirat einstellen; nicht zuletzt bei der Todeshochzeit, wenn man darunter keinen euphorischen Überschwang versteht, sondern eher ein intimes Sicherheitsgefühl. Die Begriffe, die eigentlich in den Religionen zu Hause sind, lassen sich so als seelische Realitäten auch in der Medizin wiederfinden, in der Art und Weise, wie wir Gesundheit und Krankheit erleben müssen.

Was für die Ewigkeit und die Seligkeit gilt, trifft auch für die *Auferstehung* zu. Diese brauchen wir nicht nur als eine posthume Auffahrt eines »Astralleibes« zu verstehen; so ist sie nur die religiöse Version eines ganz realistischen Geschehens, das in der Medizin unter dem Begriff der *»Rekonvaleszenz«* läuft. Wann immer es nach dem, was man mit Todeshochzeit bezeichnen kann, lebendig weitergeht, findet so etwas wie eine Auferstehung statt. Wenn es dem Infarktpatient, aus der sinistren *machine infernale* einer Intensivstation einmal entlassen, besser geht, dann kann dies mit allen Anzeichen einer eben durchgemachten Todeshochzeit einhergehen. So mag er sich vornehmen, sein Herz nicht mehr im alten Ausmaß an die vermeintlich wichtigen Dinge seines Lebens zu hängen, bis ein überhörter Haß ihn leibhaftig anfällt. Wenn er sich der gelegentlich etwas naiv anmutenden Absicht hingibt, die Dinge von nun an nicht mehr so ernst nehmen zu wollen, dann steuert er wohl auf einen *status quo ante* zurück, in dem jedoch eine bestimmte Zurückhaltung ihren Platz einnehmen soll. Die Rekonvaleszenz ist also eine Er-holung, in der wir etwas vorher unwert Erscheinendes heranholen und eine Art sakramentale Ehe mit ihm eingehen.

So gleicht die Rekonvaleszenz leicht jenen *Auferstehungsbildern* christlicher Provenienz, auf denen der Auferstehende mit allen Zeichen des in der Agonie eben Durchgemachten behaftet ist. So geht vom auferstehenden Christus des Isenheimer Altars nicht nur etwas von Ewigkeit aus, indem er vor der Kulisse des Universums schwebt, nicht nur etwas von Seligkeit, indem das Licht die Materialität seines Körpers zu etwas Pneumatischem verklärt, vielmehr trägt er auch noch die Wundmale, von denen ein phosphoreszierendes Leuchten ausgeht, das alles profan Unfallchirurgische überhöht. Christus erscheint hier wie die Märtyrer der christlichen Religion ganz allgemein. Die Nächstenliebe und Frömmigkeit, der Glaube an ein Jenseits und an einen ewigen Frieden, die alle Brutalität verdammen, zwingen diese, sich leibhaftig an ihnen selbst zu verwirklichen. Heilige sind demnach allenthalben verstümmelt. Hätten sie ihre Existenzen unter einem weniger idealistischen, morbistischeren Gesichtspunkt angesehen, wären sie wohl weit seltener zu einem gloriosen Heldenleben gekommen.

Es ist, als ob sich der Mensch lebenslänglich auf einer virtuellen senkrechten Achse auf- und abwärts bewegen würde, um schließlich unten zu bleiben. In dieses Bild fügt sich auch das, was man unter *Rekonvaleszenz*, Erholung, Remission versteht. Sie findet zumeist unter »*Rückfällen*« statt; es ist, als ob sich auch so die ganze Unsicherheit des Lebens ausdrücken wollte, als ein Schweben über dem Abgrund des Todes.

Auffällig ist dieser Verlauf der Rekonvaleszenzen nicht nur im Rahmen einer verbalen Therapie. Auch spontan und unter einer Behandlung hebt sich ein Grundbefinden zumeist nur langsam und unterbrochen von Rezidiven. Die luziden Intervalle dauern länger, die Rückfälle sind weniger tiefgreifend und verlieren vor allem den Charakter des Aporetischen, des Ausweglosen, des Totalen. Besonders dann jedoch, wenn die alten Einstellungen erneut allzu rasch um sich greifen und sich die vorangegangenen scheingesunden Einseitigkeiten breitmachen, als ob nichts gewesen wäre, untergraben sie sich leicht wieder von selbst. Die Rekonvaleszenz ist so eine Art Spiegelbild jener Neigung der Natur, unsere chimärische Existenz in Kaskaden zerfallen zu lassen. Sie ist die Umkehrung jenes Lebensmusters, nach dem wir uns aus mehr oder weniger »gravierenden« Stürzen wieder aufzufangen vermögen, um schließlich doch noch zu Tode zu kommen.

Insofern sind wir alle Chroniker, denen es nur über längere oder kürzere Zeit besser gehen mag.

Dies scheint sich auf die meisten Krankheiten zu beziehen. Eine Grippe mag uns bei jungen Leuten als etwas geradezu Lustiges vorkommen, während ihre Heimtücke erst sichtbar wird, wenn sie einen Greis befällt. Auch eine Krampfader mag uns höchstens als eine kosmetische Peinlichkeit vorkommen, während in ihr doch der Anlaß zu einer Thrombose oder einer ganz embolischen Leidensgeschichte liegen kann, die später zum Tode führt. So hat denn *jede Bettlägerigkeit agonalen Charakter*. Sie hat stets auch etwas von Aufbahrung auf einem Totenbett.

In den *religiösen Vorstellungen* besitzt eine archetypische Medizin, in der sich das körperliche Leiden wegen überzogener Einseitigkeiten in Form von Verleiblichungen und Resublimierungen darstellt, eine uralte Tradition. Nur ist sie da weniger von mystischem Gleichmut und esoterischer Ironie getragen, sondern vielmehr von mora-

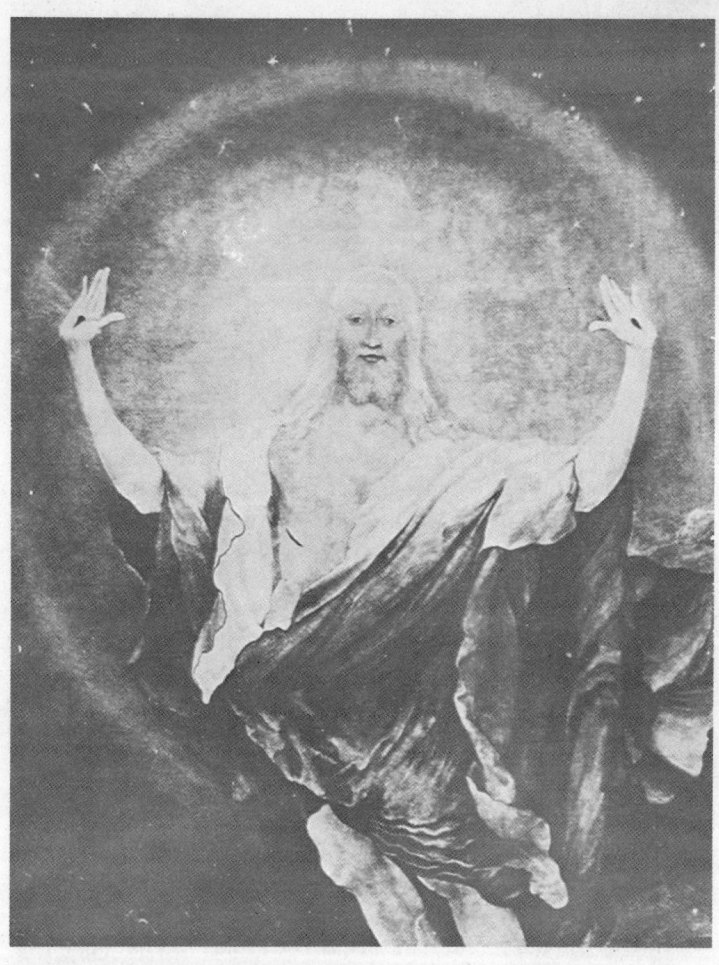

Der Verklärte; aus dem Isenheimer Altarbild von Matthias Grünewald. Rekonvaleszenzen sind eigentliche Auferstehungen, der Auferstehende ist noch mit allen Malen seiner eben durchgemachten »agonalen Hochzeit« behaftet.

lischen Empfindungen. Was sich als ein homöostatisches Spiel einer ungeschaffenen Schöpfung zeigt, erweist sich jetzt als ein ernsthaftes, ja verbissenes Machtgerangel; und demnach sind die Begriffe nicht quasiphysikalische, sondern solche aus der Moralphilosophie. Es geht um *Schuld, Strafe und Sühne.*

Dies ist nicht etwas Überholtes oder etwas, was noch da und dort für sektiererische Reservate gilt; das moralische Empfinden für das eigene Krankwerden kann auch beim Aufgeklärtesten, wenigstens in Ansätzen, durchaus vorhanden sein. Zumeist bezieht es sich aber nicht mehr auf eine düstere Auseinandersetzung mit einem gekränkten Gott oder zumindest einem beleidigten Dämon; vielmehr mag sich da eine Art Reue oder ein Bedauern einstellen, wenn im nachhinein die Zusammenhänge einer Erkrankung oder gar eines chronischen Siechtums durchsichtig werden, zu deren Verhinderung vielleicht etwas hätte beigetragen werden können. In aller Pathologie scheint so auch heute noch etwas von Moral mitzuschwingen, etwas von Verantwortung, Schuld, Strafe und Wiedergutmachung.

Für die alte Zeit stand eine solche *moralische Krankheitslehre* vor allem mit Sozialem im Zusammenhang und mit den Beziehungen zu Göttlichem. Es waren die menschliche Hybris, das Lästern auf eine göttliche Ordnung, das sakrilegische Fluchen und der Mutwille gegenüber allem, was ein Gott geschaffen hatte, das *Krankheit als Strafe* nach sich gezogen hat. Das Modell ist nicht nur christlich, sondern allgemein religiös und ubiquitär. Es gehört zu einem Urbild, wie der Mensch Krankes zustande kommen und vergehen sehen muß.

So hinkt nicht nur der christliche Teufel als ein orthopädischer Fall herum, der vom Himmel auf die Erde gestoßen worden ist, weil er sich gegen den Heilsplan Gottes ausgesprochen hatte; vielmehr ist etwas Ähnliches auch dem griechischen Hephaistos zugestoßen. Den Prometheus, der für die Menschen das Feuer aus dem Olymp gestohlen hat, weil er deren Miserabilität nicht mehr länger mitansehen konnte, ließ Zeus an einen kaukasischen Felsen schmieden, wo ihm ein Adler tagsüber die Leber wegfraß, die ihm nachts jeweils wieder nachwuchs. Seinem Mutwillen folgten also der Gram und die Angst eines hepatischen Siechtums auf dem Fuß. Auch die optimistische Gedankenlosigkeit seines Bruders Epimetheus hat bittere Früchte getragen, als er, nichts Böses ahnend, die Krankheiten aus der Büchse der wunderschönen Pandora flattern ließ und dadurch die Mühsal in der Welt noch vervielfachte. Tantalus ist mehr in ein orales Schicksal eingewoben. Weil er den Göttern Nektar und Ambrosia vom Tisch gestohlen hatte, wurde er mit einem immerwährenden Durst bestraft, wie man ihn bei der Zuckerkrankheit findet. Das Mythische, in dem die Pathologie als etwas Moraltheologisches auftritt, erscheint weniger hehr auch in den Sagen, wo die Kranken noch zu Lebzeiten oder posthum lädiert »umgehen«, unheimliche Schreie ausstoßen oder mit der Beschwerlichkeit von Gelähmten in schweren Ketten durch die Nächte schlurfen.

Während so die Ätiologie unter dem Aspekt einer göttlichen Bestrafung abgehandelt wird, findet sich im religiösen und mythischen Bereich auch der Glaube, daß *Prävention und Therapie* stattfinden können, indem man die mögliche Strafe zum vornherein oder im nachhinein als *Buße und Sühne* auf sich nimmt. Man begegnet hier nicht nur allenthalben dem Prinzip des »*contraria contrariis*«, sondern auch eines »*similis simile curatur*«, nach dem Krankheit nicht nur durch etwas Gegensätzliches, sondern durch etwas Ähnliches behandelt werden müsse. Man begibt sich vorzeitig in ein Leiden, um von ihm in Ruhe gelassen zu werden. So plagt und erniedrigt man sich; man betreibt Vor-beugung. Demnach schleppt man an Bittprozessionen schwere Kreuze herum, unter denen sich die Rükken krümmen, und demonstriert damit ein psychosomatisches Wissen, wonach alle menschliche Hybris mit Knickungen, buckligen Verwachsungen und anderen mannigfaltigen vertrebralen Leiden in Verbindung stehen können. Um einem Wiederausbruch des epidemischen Veitstanzes zuvorzukommen, wurden in Echternach jährlich choreaforme, veitstanzähnliche Springprozessionen abgehalten. In Babylon hat man anläßlich der Mithraskulte jedes Jahr einen Stier geschlachtet, als ob man durch dieses Kraftopfer einer Erschöpfung der menschlichen Kräfte hätte zuvorkommen wollen; ähnlich haben die Azteken ihren immer anämischer, blutärmer werdenden Sonnengott mit dem Blut und den Herzen von Kriegern gefüttert. Schließlich ist es auch heute, als ob man einer rheumatischen Bestrafung freiheitlicher Überbeweglichkeit dadurch zuvorkommen wollte, als man an den Gelenken mehr oder weniger gewichtige, fesselnde Ringe und Spangen trägt. Auch der Entdeckung der aktiven Immunisierung gingen so allenthalben sinnverwandte kultische Praktiken voraus.

Verglichen mit dem Chirurgen, der seine Berufsbezeichnung vom griechischen »*Cheir*«, die Hand, ableitet und der im blutbespritzten Mantel mit Instrumenten hantiert, oder im Vergleich zum praktischen Arzt, der seine Kranken betastet, durchschaut und Tests unterwirft, wirkt all das, was mit verbaler Therapie zu tun hat, äußerst *passiv*, tatenlos. Da fallen höchstens Worte und wird mit den Händen gestikuliert, aber bereits vor der Erteilung eines Rat-schlages schreckt man da zurück.

Diese *Passivität* scheint aber gerade zur besonderen Dienstleistung zu gehören; und es setzt bereits ein bemerkenswertes Training voraus, nicht in die Motorik auszuweichen oder in ein Tun, sondern die emotionalen Energien so weit zurückzuhalten, daß sie gewissermaßen im Unsichtbaren wirken.

Dazu gehört unter anderem die *Besinnung des Krankheitsbildes*, das der Patient mitbringt. Als Therapie stellt sie nicht mehr nur mit den Sinnen fest, sondern ist *Wesenserfassung*, in der das Sinnenhafte zurücktritt. Besinnung ist so eigentlich Hermeneutik, phänomenologische Deutungskunst. Sie ist ebenso kinderleicht wie schwierig. Sie scheint das Einfachste von der Welt zu sein, ist zugleich aber auch das Schwerste. Es ist, als ob sie die nur vordergründig scheinenden Rätsel der Sphinx, die Krankheitsbilder, als allgemeine Philosopheme erkennen müßte. Im Wissen, daß sich in der Erkrankung ein rezessiver Wesenszug somatisiert, geht es der Besinnung darum, diesen aus den Sinnesdaten als etwas Allgemeines herauszusehen, was »dem Patienten fehlt«.

Wenn also eine junge Frau von immer wieder aufflackernden, beispielsweise durch Trichomonadenpilze hervorgerufenen Scheidenentzündungen geplagt wird, dann dürfte es bei aller Feststellung der Infektionskriterien und einer Hingabebereitschaft etwas Störrisches sein, das auf alle Eindringlichkeit und Beeinflussung »entzündlich« antworten will und so die Chronizität des Leidens bewirkt. Das Krankheitsverständnis führt in den Bereich von Ohnmacht und Fuchsteufligkeit.

Der Augenblick gelungener Besinnung wird oft plötzlich wirksam. Aber wie er wirkt, bleibt eher ein Rätsel. Er scheint effizient zu bleiben, auch wenn keine weiteren Erläuterungen folgen. Es ist, als ob der Moment der Besinnung, und um einen Moment handelt es sich da zumeist, eine Art *parapsychologische Wirkung* entfalten würde. Es ist, als ob man »*Telekinese*« betriebe und als ob alles dann folgende Sprechen nur noch Pflege eines Keimes wäre, der eh schon lebensfähig ist. Es scheint, als ob das Ereignis die Krankheit aus einer Isolation höbe, in die sie durch eine gegenständliche Behandlung, ein »richtiges« Tun prinzipiell geraten muß. Be-sinnung in diesem Sinne verdünnt, be-hebt und wandelt die Dichte einer Krankheit. Sie sublimiert, er-löst, läßt auferstehen, und dadurch, daß diese als ein Wesenszug wiedererkannt wird, führt sie Fremdgegangenes zurück, damit der Patient wieder »beisammen«, »beieinander« sei. Zumeist folgt auf die Mitteilung einer gelungenen Be-sinnung die Frage, was denn nun aber zu tun sei. Die Frage ist grundsätzlich falsch und überflüssig. Denn *das Erkennen war bereits das Tun*, und das Wichtigste hat bereits stattgefunden. Eigentlich geht es nur noch um eine Vertiefung und Verbreiterung des eben Gemerkten. Das *Erkennen*, die Besinnung, die Wesenserfassung sind bereits die *Therapie*. Sie verändert und motiviert so zum vornherein zu einem Tun, das uns vor der Erkenntnis gar nicht eingefallen wäre. Es ist, als ob sich *Geist und Tat komplementär* verhielten, als ob sie nicht zur Deckung gebracht werden könnten, als ob sie sich ausschlössen. Und während der erstere eine um so intensivere Wirkung entfaltet, je »paralytischer« das therapeutische Gebaren ist, um so erfolgreicher ist letztere, je be-wegter sie ist.

Alles, was mit verbaler Therapie in diesem Sinne zusammenhängt, setzt ein gewisses Maß an *Weltfremdheit* voraus. Es ist, als ob allzuviel Faktenwissen nur zu Wirkungslosigkeit führen würde. Je mehr Tatsachen beigebracht werden, um so größer ist die Gefahr, daß sich das Wesentliche nicht zeigt, sondern in deren Flut unbegreiflich bleibt. Die verbale Therapie einer archetypischen Medizin lebt so von wenig Daten; sie verlangt aber gewisse Voraussetzungen, mit diesen nach bestimmten Weisen umzugehen, die an einzelnen Therapeuten, ähnlich wie an Kartenschlägerinnen und Gesundbetern, als besonderes Charisma haften.

Die Sprache ist ein Psychosomaticum par excellence, und ihr Wesen ist hybrid; sie reicht einerseits ins schmerzlos Geistig-Subtile hinein, anderseits in die Beschwerlichkeit und Sinnenhaftigkeit des Leibes. Gelegentlich scheint es möglich zu sein, mit ihr Welten aufzubauen, abgelöst von allem übrigen, in denen nur noch Worte hin und her geschoben und miteinander verbunden werden. Der Schein trügt; denn sie ist auch vom irdischen Schmutz und von der Lust am Sein so sehr belastet, daß wir zutiefst daran zweifeln müssen, ob wir uns prinzipiell je über die Erdoberfläche werden erheben können. Es scheint, als bliebe uns nichts anderes übrig, als weiter dumpfe Laute von uns zu geben, die nichts wesentlich anderes sind als *Affenschreie*, das Ächzen von Waldbäumen, das Poltern von schlagenden Steinen, das Murmeln eines Baches oder das Säuseln des Windes in einem Busch.

So bleibt die Sprache eigentlich *organismisch*, ein *Zwitter*. Therapeutisch angewendet, reiht sie sich in diesem Sinne zu allen jenen psychosomatischen Behandlungsweisen, die für ein krankes Organ Bewußtsein schaffen und damit Hall und Widerhall* eins werden lassen. Ihr Gebrauch gehört eigentlich zum vornherein zu Therapiemethoden, die heute unter Begriffen wie Eutonie, Bioenergetik, Feldenkrais'sches Training usw. laufen. Alle diese Verfahren schärfen das Bewußtsein für den Körper, auch für den kranken Körper, damit diesem nichts anderes übrigbleibt, als sich zu verändern. Ähnlich wirkt die Sprache, wenn sie nur genügend sinnenhaft, körperlich und hinreichend mit jenen Empfindungen beladen ist, die zum jeweiligen Kranksein gehören. Sie darf also nicht zu abstrakt sein; ihre Termini dürfen weder aus der exakten Wissenschaft stammen noch aus einer quasi reinen Philosophie. Soll sie in den Geist hineinführen und damit das, wovon sie spricht, sublimieren, dann sollte sie bildhaft bleiben und auf Urbilder, auf Archetypisches, hinzielen, wo Stoff und Idee identisch werden. Der Dialog in der Sprechstunde ist so eine vielfältige Wirklichkeit, in der bekanntlich die Sitzordnung, die Sitzhaltung von Therapeut und Patient, die Melodie der Sprache, die Gestik u. a. m. ihren bestimmten Stellenwert haben. Der Dialog ist eine komplexe Interaktion; das Gespräch in diesem Sinne eine eigentliche gegenseitige *Berührung*. Es ist körpernah und insofern auch Behandlung. Der Patient zeigt denn auch alle *Reaktionen*, die ein auch sonstwie behandelter Kranker zeigen kann: er zuckt zusammen oder gibt andere Zeichen des Schmerzes von sich; er wähnt sich auf den Zahn gefühlt und windet sich, weil man an ihm herumbohrt. Er kann plötzlich frieren oder ist erleichtert, und es kann ihm sein, als ob er von einem kühlenden Balsam berührt worden wäre. Er fühlt sich nach der Therapie aufgerichtet oder er ist

---

* Die indogermanische Wurzel von Sprache ist »pers«, das heißt »widerhallen«. Sprache würde hier also sozusagen zum Widerhall der körperlichen Wirklichkeit.

erschöpft. Im analytischen Sprechzimmer kann also ebenso Handgreifliches stattfinden wie im Ordinationszimmer eines Chirurgen, und wenn da und dort die Meinung umgeht, die analytische Konsultation hätte oft etwas von einer Teestunde, dann darf man nicht vergessen, daß es auch beim Chirurgen nicht immer weh tut.

Etwas unzulänglich nimmt man oft an, die Vorläufer der verbalen Medizin finde man insbesondere unter den *Priestern*. Damit meint man offenbar, daß die Körperlichkeit im Kontakt von zweitrangiger Bedeutung sei. Dies ist nach dem Gesagten sicher nur bedingt richtig. Die Vorläufer verbaler Therapie sind vielmehr alle jene, die sich in dieser oder jener Weise mit Heilkunde beschäftigt haben. Das betrifft die Gesundbeter, die Blaser und Handaufleger nicht weniger als alle jene, die geschnitten, gebrannt oder Arzneien verordnet haben. Wenn nämlich der *therapeutischen Sprache* irgendeine bewirkende Kraft zugetraut werden soll, dann bezieht sie diese aus ihrer hybriden Natur, chirurgische und geistige Realität zu sein.

Da eine naturwissenschaftliche Medizin in offenen Welten denkt, muß ihr auch eine besonders ernsthafte *Ethik* erwachsen. Die Fakten in ihnen sind und bleiben *einmalig*, und alles Kranke und Gesunde trägt den Charakter von feststehenden Tatsachen. Sie sind unverwechselbar und liegen als solche auf kausalen Wegen. Was immer ist, erhält etwas von bleierner Realität und wird zu etwas, von dem zu sprechen es drängt. In der naturwissenschaftlichen Medizin wie in der ihr entsprechenden Zeit ganz allgemein müssen sich deswegen die Informationsfluten überschlagen, und das Lernen ist lebensentscheidend. Dank der Einmaligkeit der Fakten in denkbaren Abläufen, weil da alles seine Folgen haben kann, sind sie im höchsten Maße *ernst zu nehmen*.

Dazu kommt, daß die Vorstellung des Lebens als eines linearen Ablaufes, in dem jedes Nachher kein Vorher mehr sein kann, die naturwissenschaftliche Medizin in eine Lage versetzt, wo unentwegt die Stirne gerunzelt und vielbedeutend die Augenbrauen hochgezogen werden müssen. Das Bild von einer Lebenslinearität, die von der Gesundheit in die Krankheit und in den Tod führen kann – wobei *salus vita* bedeuten soll –, bringt sie dazu, immerfort Notfallmedizin zu sein, und die allgemeine Entwicklung geht dahin, aus Ländern Intensivstationen zu machen.

Während so die Ethik in einer naturwissenschaftlichen Medizin eine solche der *ernsthaften Moral* ist, kann dies für eine archetypische Medizin nicht zutreffen. Da sie in geschlossenen Welten denkt, worin die Elemente polar angeordnet sind, ihr Wert sich nur in bezug auf etwas anderes ergibt und so eine allgemeine Relativierung stattfindet, dürfte sich eine moralfreiere Ethik ergeben. Da gibt es dem Prinzip nach nichts Einmaliges mehr; ja was eben noch als einmalig erschienen ist, kann sich schon kurz danach ins Gegenteil verkehrt haben. Deswegen auch ist hier Information keineswegs mehr das Ausschlaggebende, denn über aller Information hängt etwas von Futilität, von Vergeblichkeit. Das Geschehen und auch das in der medizinischen Wirklichkeit erhält etwas von jenem Goethewort: »Gestaltung, Umgestaltung des ewigen Sinnes ewige Unterhaltung...«.

Wenn dazu kommt, daß in einer archetypischen Medizin die Fakten primär auf ihr Wesen hin intuiert werden und so zum Beispiel eine Anämie bald einmal in Betrachtungen über Blasses und Weißes aufgeht, dann wird der »Unterhaltungscharakter der medizinischen Realität« um ein weiteres gesteigert. Es ist, als ob da alles nur halbwirklich wäre, als ob da nie ein letztes Lächeln oder Lachen verschwinden würde und stets eine Ungläubigkeit übrigbliebe, daß es die Natur mit uns so ernst meint. Es ist, als ob so die menschliche Welt immer etwas von einer Fata Morgana an sich hätte, was man gerne mit Sinnlosigkeit verwechselt. Wo Wesensintuition betrieben wird, behält die Wirklichkeit immer etwas von Zauberei. Und also neigt die Ethik einer archetypischen Medizin zur *Ironie*. Das Leben behält in ihr trotz allem Existentialismus etwas Virtuelles.

Wenn schon der Gegenstand einer naturwissenschaftlichen Medizin eine ernsthafte Angelegenheit ist, dann muß es der Arzt in ihr natürlich auch sein. Ihm gilt normalerweise Verehrung. Es ist noch stets dieselbe Verehrung, die dem griechischen Gott *Apollo* entgegengebracht worden ist, der als marmorweiße, hehre Gestalt und als ein anatomisches Modell vom hohen Delphi über den Golf von Korinth blickte. Apollo hatte als ein Stammvater der Ärzte eine Pythonschlange besiegt, in der man sich alles Eklige, Menschenfeindliche, Bösartige, Krankmachende und Todbringende zusammengedacht hat. Er war ein Siegreicher, ein Überwinder, ein Sonnengott; und es ist, als ob ihnen das Solare geblieben wäre. Aber dieser ärztliche Adel kann sich selbst zersetzen, und es ist, als ob jene Ironie, von der eben die Rede war, als wilder Zynismus wuchern müßte, wenn sie nicht rechtzeitig ihren Platz im Metier findet.

Archetypische Medizin ist eher dem Bruder von Apollo, Merkurius, *dem Hermes* verpflichtet. An ihm ist weit weniger Ebenmäßiges und Gesundes. Er sorgt dafür, daß alles mit allem in Verbindung und so der Kosmos eine geschlossene Welt bleibt; er treibt Zauberei und besitzt Witz, was man von Apollo nicht behaupten kann. Gerne lächelt er archaisch. Und während das Apollinische in späteren Zeiten das Richtungsweisende geblieben ist und sein Wesen sich in einer christlichen, oben hellen und unten dunklen Welt über Jahrhunderte erhalten hat, führte Merkurius ein eher apokryphes, verborgenes Dasein. Er kommt am ehesten noch in Subkulturen zur Verehrung, in all dem beispielsweise, was man der Alchemie zurechnen kann. Und so ist es wohl heute noch.

Zum Wesen des Apollinischen gehört, daß der Mensch sein eigenes Existieren, ja das Seiende überhaupt, als ein Wunder glaubt erleben zu müssen. Es ist, als ob ihm eine primäre Überzeugung eingepflanzt worden wäre, dank der alles gut erscheinen kann. Dieser primäre Glaube wird suspekt, wenn er unhinterfragt zum Wahn wird, wie dies auch heute allenthalben der Fall ist. Wo immer etwa sich die Sonne verdunkeln mag, werden wie ehemals bei den Azteken Opfer, besonders auch Herzopfer, gebracht. Der volkswirtschaftliche Wert dieser Religion ist unbestreitbar. Er schafft Arbeitsplätze zu Hauf und verbraucht enorme Energien.

Was für die Zeit als Ganzes gilt, gilt für die naturwissenschaftliche Medizin im besonderen. Für sie ist das Kranke im wesentlichen eine *»privatio boni«*, ein verkürztes, verunstaltetes Gutes; ein Raub an einem als legitim erachteten Heil. Wie die Zeit überhaupt hat auch sie im speziellen Heroisches zu tun, um Fehlendes beizubringen, und wie diese Zeit, läßt sie sich nicht aus dem Konzept bringen, obschon es dem des Sisyphus gleicht. In der Haltung der naturwissenschaftlichen Medizin liegt zum vornherein und unanerzogen ein *Jubilate* auf die Schöpfung, von dem sich alles, was diesem nicht entspricht, als Irrtum und Fehler abhebt.

In einer archetypischen Medizin ist dem kaum so. Eher einem merkurialischen Gott verbunden, der allenthalben Beziehungen zu Sterben und Tod besitzt, lebt ihre Ethik nicht von einem unhinterfragten Jubilate. Der hermetische Wesenszug erlaubt ihr vielmehr, zum vornherein alles Sein und demnach nicht zuletzt die menschliche Existenz als gewolltes Übel zu erleben. Aber wie man davon ausgehen kann, daß die Blumen das »Eigentliche« sind und der Kompost das dazu Nützliche, und wie man so alles Ungeratene als Enttäuschung mitbekommt, so kann man sich primär an den Kompost halten, aus dem die Wunder sprießen. Während ein primäres Jubilate so mit allerlei Tapferkeit, Tücke, Lügen usw. gestützt werden muß, damit es nicht leiser wird, so wird in einer anderen Sicht vieles zu Gnadenhaftem.

Ganz im Unterschied zu einer naturwissenschaftlichen Medizin, die allem Leben und mithin auch dem menschlichen Existieren bewußt oder unbewußt Verehrung zukommen läßt, tönt in einer archetypischen Medizin vielmehr auch *der Hohn*. Da geht ein Lästern um und eine narzißtische Gekränktheit. In ihr sind weder das Kranksein noch das Sterben ein Irrtum der Natur, sondern eine offenbar nicht zu vermeiden gewesene quasikriminelle Fahrlässigkeit. Denn wenn die Natur aus dem Anorganischen nur ein solches Leben hat wuchern lassen können, das eine Hybride aus Qual und Lust ist, dann hätte sie es ebensogut bleibenlassen können. Archetypische Medizin hat so auch etwas Revanchistisches, steht mit dem Teufel im Bund und riskiert dessen Schicksal. Eine solche ethische Grundhaltung könnte man als morbistisch oder morbide bezeichnen. *Morbismus* wäre demnach jene Theorie, nach der alles Lebendige und insbesondere auch alles Menschliche stets nur auch als ein Krankes sein kann. Dies ist keineswegs etwas ganz Neuartiges; da klingen u. a. romantische Töne an und mittelalterliche, vernehmbar für eine Art von Menschen, die man folgerichtig als die *Morbidezza* bezeichnen müßte.

Zum besseren Verständnis dessen, was eine archetypische Medizin sein könnte, wurde sie hier oft in einer Art dargestellt, als handle es sich um etwas in sich Reines und als höbe sie sich im medizinischen Alltag streng von der naturwissenschaftlichen Medizin ab. Dieser Eindruck trügt. Weder lassen sich die zwei Medizinen säuberlich trennen, noch gibt es wohl einen Arzt, der ausschließlich die eine oder die andere betreiben würde. In Wirklichkeit ist der Unterschied vielmehr eine Frage der jeweiligen Veranlagung, und da gibt es allerdings krasse Unterschiede.

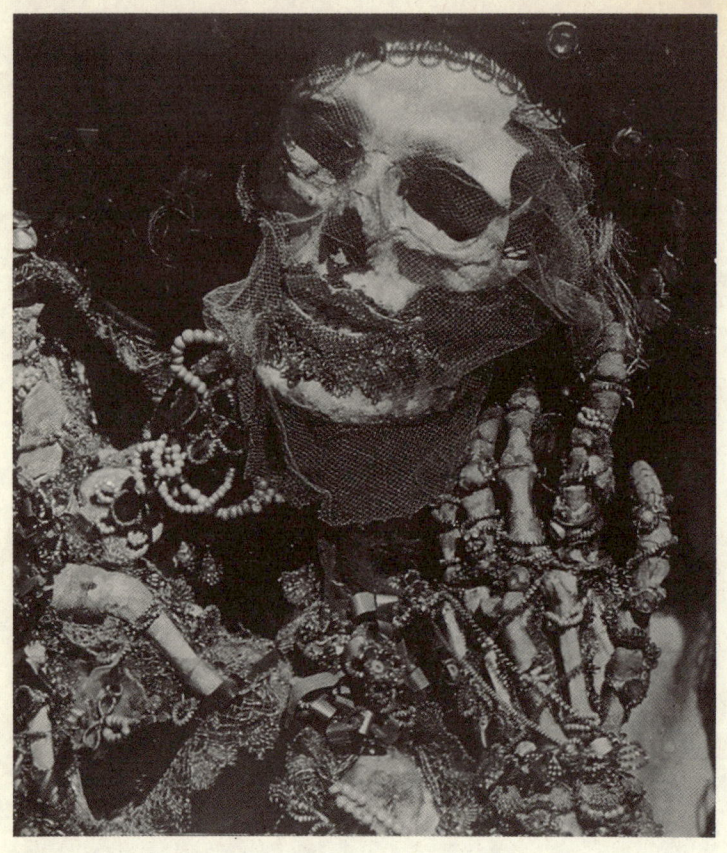

Barocke Reliquie des heiligen Felix.

Die Verehrung der Gebeine von Märtyrern braucht nicht nur religiös gemeint zu sein, sondern hängt auch mit jener medizinischen Theorie zusammen, wonach Gleiches mit Gleichem, similis simile, zu behandeln ist.

Spezieller Teil

»Natura naturat«: Die Natur erlebt und erkennt sich selbst, und nichts ist außer ihr. Sie tut dies nach gewissen *Urmustern, Archety-pen*; alles ist durch diese mit allem verwandt und weist gemeinsame archetypische Züge, Analogien, Verwandtschaften auf. Es herrscht eine »Sympathie in allen Dingen«. Verwandtschaft besteht auch in den Krankheitsbildern, und die Blutarmut beispielsweise mag dem morgendlichen Zustand der Sonne durchaus gleichen, die den Azteken kraftlos, kalt und bleich vorgekommen ist.

Sowenig aber wie mit anderem ist die *Verwandtschaft im Kranken* primär eine Frage der Wahrnehmung. Der Realitätssinn nimmt vielmehr vor allem Unterschiede wahr. Sie ist weit mehr wesenhaft und ihre Erkenntnis an die Intuition, an die Wesenserfassung gebunden. Verwandtschaft im Kranken führt durch das ganze Sein und läßt sich demnach anreichern, amplifizieren, weiter-machen. Deshalb reicht sie im folgenden zu Mythen, Philosophien und abergläubischen Systemen der Medizin, womit die Menschen schon immer versucht haben, das zu erfassen, was ihnen widerfährt. Diese beschreiben nicht nur Schicksalsmuster geistiger Natur, sondern sind auch leibhaftig gemeint und betreffen also auch die Medizin. *Amplifikation* ist so stets auch Ausweitung von Erleben und geht mit Veränderungen in unserer Körperlichkeit einher. Sie vermag diese oft gewissermaßen zu »verdünnen«, zu »sublimieren« und führt zu therapeutischen Wirkungen. Deswegen sind beispielsweise im folgenden Kapitel über die asthmatische Enge Betrachtungen über Elbentrötschen, Druckmahre und unüberwindliche Berggötter keine müßiggelehrten Konsiderationen, sondern in ihnen schwingt ein Krankheitserleben mit. Wären sie nur gelehrt, dann verfehlten sie nicht nur die therapeutische Wirkung, sondern der Diagnostik fehlte auch geradezu das Salz der medizinischen Erkenntnis.

Dadurch, daß wir das Sein analogisch strukturiert erleben können, und damit dank der potentiellen oder wirklichen Verwandtschaft im Kranken ist es zum vorneherein möglich, Medizin zu betreiben; die

Beziehungen zwischen einem Behandelnden und einem Patienten und umgekehrt sind a priori gegeben. Der begreifende Umgang mit letzterem findet primär statt. Was jener beruflich gelernt oder erfahren hat, ist in einer archetypischen Medizin vorwiegend Füllung dieser primären Gegebenheit mit Wissen. Sie lebt in erster Linie von der »*Theoria*«, wobei diese nicht nur gegenständliche An-schauung meint, sondern auch inständliches Mit-Erleben. Das theoretische Verhalten ist in ihr also auch prinzipiell ein leibhaftiges, die Diagnose nicht nur ein Hindurch-Schauen, sondern auch ein Hindurch-Leben, und die Therapie zehrt von der Teilhabe an einer kultischen Verbundenheit. Jeder kann in einer archetypischen Medizin mitreden.

Diese ist so auch ein erkenntnistheoretisches Thema. Ein keineswegs neues! Wenn Goethe meint, das Auge könne die Sonne nur deshalb sehen, weil es sonnenhaft sei, dann muß man auch sagen, der Mensch erkenne das Kranke nur deswegen, weil er krank ist und krank sein kann. Es besteht eine morbistische Verwandtschaft mit allem, was ist, die uns solches ermöglicht; und wenn Worte am Menschen etwas ändern wollen, dann ist es deren leibhaftige, »*morbistische Sympathie*« mit diesem, das sie wirksam werden läßt.

Der spezielle Teil gliedert sich sinngemäß nach Krankheitsbildern, nach Syndromen, und nicht nach den »Krankheitseinheiten« der naturwissenschaftlichen Medizin. In ihr hat eine allgemeine Pathologie vor einer speziellen entschieden den Vorrang. Die Auswahl erfolgte aus verschiedenen medizinischen Disziplinen; sie hätte auch eine andere sein können, und die Zitterkrankheiten und die Angina pectoris, die Oedeme und Kopfschmerzen, die Steinbildungen, Durchfälle oder Verblödungen hätten sich ebensogut geeignet, die allgemeinen Gedanken einer archetypischen Medizin exemplarisch abzuhandeln.

Die einzelnen Kapitel sind jeweils für sich ein Ganzes und enthalten mit unterschiedlicher Gewichtung Genetisches, Aetiologisches, Pathogenetisches, Therapeutisches usf., wie dies konventionell üblich ist. Das Thema der »Ortwahl« abzuhandeln, wo Krankheit also entsteht, erübrigt sich in einer archetypischen Medizin. Der kranke Körperteil ist hier weniger »*Erfolgsorgan*«, in dem die Schwierigkeiten mit einer Umwelt ihre Auswirkungen haben. Vielmehr wird letztere zu einer »*Erfolgswelt*«, wird sie ätiologisch gemacht, damit sich das Schicksal der Disposition erfüllen kann. Stets sind auch notwendige Hinweise auf Anatomie, Physiologie und Pathologie gegeben, weil die Sauberkeit der Wesenserfassung natürlich vom klaren Ausgangsmaterial abhängt. Meistens wird in der psychosomatischen Literatur erwähntes Wissen herangezogen; stets aber hat die Einheit der archetypisch-medizinischen Theorie den Vorrang. Das Apriori im medizinischen Erkennen geht einem Aposteriori voran.

Die asthmatische Enge

Die asthmatische Enge ist zunächst ein Krankheitsbild, ein Syndrom, das in unterschiedlichem Ausmaß in der Materie des Körpers verhaftet ist. Einerseits kann da ein nennenswerter körperlicher Befund weitgehend fehlen, anderseits ein Siechtum unaufhaltsam dem Tod entgegentreiben. Das *Bronchialasthma*, das Asthma bronchiale, ist nur eine ihrer bekanntesten Erscheinungsformen; dies nicht zuletzt deswegen, weil es oft mit unübersehbaren Anfällen einhergeht. Dies ist jedoch nur das Spektakulärste an ihm. Im Intervall pflegt es sich meist in milderer Form zu erhalten. Wie wahrscheinlich die meisten Krankheiten, die beim Menschen eine besondere Bedeutung besitzen, treten die asthmatischen Beschwerden episodisch, in Schüben auf, wobei die Invalidität jeweils um ein Weiteres zunehmen kann. Sie halten sich demnach an jenes Verhaltensmuster des Lebendigen, wonach sich dieses kaskadenhaft dem Anorganischen nähert.

Der Asthmaanfall wird als eine lebensbedrohliche Erstickung erlebt. Es ist, als ob den Patienten ein mehr oder weniger jähes Entsetzen an die Bronchien faßte und so ein allzu selbstverständliches Dominierungsbedürfnis in den peripherwärts davon liegenden Lungenteilen steckenbleiben müßte. Es ist also besonders die Ausatmung, das Exspirium, das gedrosselt wird. Der Patient stützt sich ab, um die Luftwege so weit wie möglich zu halten; in den Augen sitzt der Schreck. Das Gesicht verfärbt sich bläulich; die Atmung geht mit Giemen und Pfeifen einher. Besonders gegen Ende des Anfalls kommt es zu Husten und Auswurf. Es ist, als ob der Asthmatiker von etwas unbekannt Fürchterlichem erschreckt würde, auf das unverwandt seine Aufmerksamkeit gerichtet ist. Die Attacke findet nicht selten zu einem Zeitpunkt statt, den er nicht voraussieht. Auffallend ist oft ein ganz charakteristisches Mißverhältnis zwischen dem aufsehenerregenden Geschehen und der verhältnismäßigen Gefaßtheit, womit der Patient etwaige an ihn gestellte Fragen beantwortet. Die Stimme kann überraschend unbeteiligt klingen, das Denken klar und logisch bleiben. Er benimmt sich in der Krise oft, als ob nichts wäre. Es ist, als wollte er seine Haltung ohne Rücksicht auf das apokalyptische Geschehen bis zum letzten Atemzug wahren.

Intern-medizinisch geht es beim Asthma bronchiale um Krämpfe gewisser Bronchienabschnitte, um entzündliche Schleimhautschwellungen derselben und um Sekretansammlungen in den oberen Luftwegen. So staut sich die Ausatmungsluft und bringt das Lungengewebe sozusagen von innen her auf die Dauer zum Schwinden. Dadurch entstehen eigentliche Höhlen; man spricht von einem Emphysem. Schwere Schäden verursacht vor allem der Status asthmaticus, in dem der Anfall nicht mehr aufhören will und sich über Tage hinziehen kann. Er bedeutet eine besondere Qual für den Patienten und führt nicht selten zum Tod, weil der Druck in der aufgeblähten Lunge solche Ausmaße annehmen kann, daß er einen heftigen Widerstand gegen das vom Herz in die Lunge fließende Blut ausübt. Dadurch muß sich das rechte Herz erweitern und dekompensiert gelegentlich tödlich.

Nicht immer aber braucht der Pathologe auf dem Sektionstisch Veränderungen vorzufinden. Es gehört zum Asthma bronchiale wie zu vielen anderen menschlichen Krankheiten, daß man daran umkommen kann, auch wenn deren Somatisierungsgrad nur gering ist. Ausnahmsweise kann nämlich posthum auch ein kaum nennenswerter Befund vorliegen. Ein solches plötzliches Sterben entspricht dann ganz dem, was die Ethnologen mit *Voodootod* bezeichnen, zum Beispiel wenn ein Eingeborener nach Erhalt einer bedrohlichen Mitteilung unerwartet stirbt. Diese akute Weise des Sterbens ist aber eigentlich nur eine spezielle Form desselben. Vielmehr müßte man die meisten Todesarten des Menschen als ein Voodoosterben ansehen, weil stets dieselben Vorgänge am Werk sind, nur das eine Mal einmalig, das andere Mal wiederkehrend. Dies gilt nicht nur für den »Bronchialtod«, sondern auch für den Herzinfarkt oder den tödlichen Hirnschlag. Schon die ersten Anfälle können letal ausgehen, wenn es auch die Regel ist, daß der Tod sich an gewisse Spielregeln hält und erst eintritt, wenn eine Vorgeschichte vorliegt.

Das Bronchialasthma ist die pulmonale Somatisierung eines *verpaßten Stillschweigens* und des Gefühls eigener nichtssagender Kleinheit. Das Leiden wird demnach vor allem Menschen überfallen, die sich eines zwangshaften Dominierungstriebes nicht recht bewußt sind, in »*inspirierten Attitüden*« leben und denen bereits der Schreck in die Lunge fährt, wenn jemand anderes als sie selbst das letzte Wort haben könnte. Mit dem blockierten Exspirium verschlägt es ihnen auch die Sprache. Asthmatiker sollen eine Neigung zum Ideellen und zum ethisch Ansprüchlichen haben. Dies kann so weit gehen, daß sie zu Tyrannen werden, denen aber auch jeder Widerspruch als ein Angriff auf das nackte Leben gilt. Jede Korrektur ihrer Aufgeblasenheit kann als Anschlag erlebt werden, weswegen sie ihren Idealismus oft ins Formalistische ausbauen, um sich sicherer zu fühlen. Sie erreichen vielleicht so im Umgang mit anderen ihr Ziel, ihre Anfälligkeit gegenüber den meuchlerischen Attacken ihrer Krankheit dürfte sich jedoch nur noch steigern. Je mehr sich das Saubere, Reine und Klare einstellt, deren Sieg es durch Selbst- und Fremdüberwindung zu erhalten gilt, um so mehr ist auch ein Angriff von innen zu erwarten, um so größer ist auch die Überempfindlichkeit.

Dabei ist das Leiden hinsichtlich seiner *Auslöser* keineswegs wählerisch. Die Überempfindlichkeit sucht sich ihre Noxen und macht auch Unerwartetes zu solchen. Das Asthma bronchiale wird deswegen zu den eigentlich allergischen Erkrankungen gezählt, zu den Überempfindlichkeitskrankheiten. Wie wenig Bedeutung eine bestimmte Außenwelt bei der Auslösung eines Anfalls in der Tat besitzt, geht daraus hervor, daß einerseits bei nur 20 % der Asthmatiker ein spezifisches Inhalationsallergen eine Rolle spielt und anderseits dieselben Patienten von einem Anfall überrascht werden können, auch wenn dieses die Luft nicht verunreinigt. Dazu kommt, daß nicht nur handfeste Agentien in Form von Hausstaub, Gräserpollen und Haarteilchen von Hunden und Katzen einen Anfall auszulösen vermögen, sondern auch Bilder von Tieren, Pflanzen, Landschaften, von rauchenden Lokomotiven und vieles andere mehr. Schließlich genügt auch der Anblick eines hohen Berges oder eines Gegenübers, das eine besondere Ausstrahlung besitzt oder sich durch eine andere Überlegenheit auszeichnet. Es ist, als ob alles, was den Asthmatiker in seinem »Inspiriertheitsstil« bedroht, geeignet wäre, ihn innerlich zu erwürgen und zu erdrücken.

Die weitgehende Unerheblichkeit der Auslöser hat das Leiden mit vielen anderen menschlichen Krankheiten gemein. Ja aus der Erfahrung heraus müßte man *fast sämtliche Erkrankungen als Aller-*

gien bezeichnen, weil sie alle ihre Noxen auch aus einer Art Überempfindlichkeit heraus suchen und Harmloses zu Schädlichem machen.

So einfühlbar und psychologisch verständlich das asthmatische Geschehen sein mag, so sehr widerspricht gerade es der etwaigen Annahme, es sei besonders durch ein erzieherisches Fehlverhalten zustande gekommen. Vielmehr weist die *Zwillingsforschung* eine ganz überwiegende Bedeutung der erblichen Disposition nach. Von eineiigen Zwillingen werden aus entsprechenden Familien etwa doppelt so viele Kinder zu Asthmatikern wie von zweieiigen. Dies meint, daß die Umwelt an der Entstehung der Krankheit eine wesentlich geringere Rolle spielt. Vielmehr scheint in diesen Sippen eine Disposition umzugehen, die einerseits Lebensstil und Erfolg und anderseits die dazugehörigen Somatisierungen beziehungsweise Erkrankungen bewerkstelligt und auf diese Weise ihre natürliche Aufgabe, ihren Zerfall nämlich, das »Dis-ponere«, erfüllt.

So spannen die Dispositionen bereits die frühkindliche Umgebung in ihre Dienste und sorgen dafür, daß die Erzieher in ein Verhalten hineingezwungen werden, das der Profilierung der Persönlichkeit zugute kommt. Der Widerspruch von Dominanz und Kleinheit scheint von allem Anfang an im Atmungssystem zu hausen, insbesondere die Mütter irre zu machen und sie zu einem Verhalten zu nötigen, dem man sicher zu Unrecht so viel kausale Bedeutung für die Entstehung des Leidens beimißt.

Diese Verwirrung der mütterlichen Gefühle besteht vor allem darin, daß die Mutter einerseits das arme Kind zu verwöhnen sucht. Sie bemuttere es mit besonders aufdringlicher Zärtlichkeit und körperlicher Nähe. Sie erdrücke es recht eigentlich mit Wärme und Nahrungsmitteln. Anderseits wehre sie sich gegen seine Ansprüche und nähre ihm gegenüber feindselige Gefühle oder Gleichgültigkeit. So kommt es zu einer völlig verqueren Beziehung zwischen Mutter und Kind. Während jene von liebendem Erbarmen und Haß hin und her gerissen wird, wechseln die Gefühle des Kindes zwischen Machtansprüchen und Ohnmacht.

Was dieses in der Kinderstube erlebt, erfährt es auch im späteren Leben, ohne daß man dieser Folge eine kausale Bedeutung beizumessen braucht. Die Grundstimmung der Asthmatiker scheint von allem Anfang an zwischen etwas Apokalyptischem und Höhenflügen aller Art zu schwanken. Demnach manipulieren sie die späteren Freunde und Partner nicht anders, als sie es in der Kindheit mit den Erziehern getan haben; und die Zusammenbrüche sind um so sicherer, je besser es ihnen gelingt, sich auf der Höhe des Dominierens zu halten.

Solches kommt auch in *pathognomischen Träumen* zum Ausdruck, wenn also ein Patient mit seinen ganz charakteristischen körperlichen Beschwerden erwacht und sich dabei noch an einen Traum erinnert. Letzterer und das Syndrom sind dabei besonders innig miteinander verbunden und erklären sich gegenseitig. Als Beispiel sei der pathognomonische Traum eines damals 41jährigen Privatdozenten für Tibetologie erwähnt, aus dem dieser mit einem asthmatischen Anfall aufgeschreckt ist.

»In Wien, am Praterstern, werde ich verdächtigt, Morde begangen zu haben, weil überall dort, wo ich gesehen worden bin, tatsächlich auch Leichen aufgefunden wurden. Ich schlage Polizisten vor, mich immerfort, Tag und Nacht, zu begleiten und zu überwachen. So werde sich dann schon herausstellen, daß diese Geschehnisse nicht mit mir zusammenhängen können. Daraufhin steigen die Polizisten ins Auto und fahren mir nach. Aber plötzlich bewegt sich die Erde. Es ist wie bei einem Erdbeben oder einem Erdrutsch. Staub und Erde wirbeln durch die Luft. Ich sinke mehr und mehr ein. Die Erde rutscht auf mich zu. Ich schreie nach den Großeltern. Am Ende eile ich nackt von Platz zu Platz, während Erdbrocken von mir herunterfallen.«

Der Patient war ein strebsamer Mann, der versuchte, in der tibetischen Philosophie jene geistige Reinheit zu finden, die ihm die Plagen seines Lebens hätte erträglich machen sollen. Stets war er von ausgesuchter Höflichkeit, ja Unterwürfigkeit. Er liebte den Geist in den Gesprächen und war durchdrungen von der Notwendigkeit der Unbescholtenheit. Stets trug er auch eine dicke Mappe bei sich, in der er allerlei Bücher und selbstverfertigte Schriften mit sich herumtrug. Seine Kleider waren zumeist schmuddelig. Er wirkte ungewaschen, und etwas von Verwahrlosung war an ihm.

Der Traum meint, daß gerade zu jenem aporetischen Zeitpunkt, wenn der Patient endgültige Beweise für seine überragende Ehrbarkeit fordert, auch die Katastrophe über ihn hereinstürzt. Es scheint, als ob es gerade dieser besondere Anspruch gewesen wäre, der die Szenerie der Katastrophe in Gang gesetzt hätte. Er wollte keinesfalls etwas mit Verdächtigung, mit Bösem und Antisozialem zu tun haben und griff deshalb nach der strengsten Beweisführung.

Der Untergang bricht massig über ihn herein, in einer fast nicht mehr atembaren Luft, die erfüllt ist von Schmutz, Gesteinsgeruch und stiebenden Staubwolken. Der Traum übersetzt das körperliche Geschehen in eine Apokalypse. Er liefert Punkt für Punkt eine Art Transposition der somatischen und seelischen Geschehnisse in die Sprache der Bilder und damit des Verständnisses. So ist er »pathognomonisch«, für die Krankheit kennzeichnend.

Asthmaanfälle und asthmoide Zustände stellen sich mit Vorliebe im *Schlaf* ein und hier zu einem großen Teil während Phasen emotionalen Träumens, in den REM-Phasen also. Diese Träume erinnern nicht selten an das, was alte Sagen von Begegnungen mit einem *Alp* berichten. Danach schlich sich dieser durchs Katzentürchen, durchs Schlüsselloch, durch den Kamin oder sonstwie auf geheimnisvolle Weise in die Schlafkammer. Es war, als hörte man das Knabbern einer Maus oder den leisen Tritt einer Katze. Dann stürzte sich der Alp mit einem Sprung aufs Bett und kroch langsam von den Füßen her auf die Brust des Schläfers, um diesen mit seinem schweren Gewicht zu »drücken«. Er würgte dessen Hals, verschluckte dessen Atem oder steckte ihm seine Finger oder seine haarige Zunge in den Mund. Solches kam nicht nur bei Erwachsenen vor, sondern auch bei kleinen Kindern, die dann wimmerten und erschreckt auffuhren.

Bei asthmatischen Alpträumen erhält man allenthalben Hinweise auf einen leisen Anfang der Beschwerden, als ob sie begännen, wie wenn sich eine Katze auf leisen Sohlen näherte. Bei genauerer Befragung kann man von ebenso eigenartigen Traummotiven zu hören bekommen wie jenen, die zum »klassischen Alptraum« gehörten. Es ist keine Seltenheit, daß solche Träume höchst groteske Übersetzungen einer Körperempfindung in ein Bild vornehmen, so daß man getrost annehmen kann, die alten Überlieferungen gründen auf wirklichen Wahrnehmungen und nicht auf Fantasien Dritter. Es ist durchaus möglich, daß ein Asthmapatient den Eindruck hat, etwas, was einem Alp entspricht, hocke ihm auf, greife ihm nach den Zähnen, um diese zu zählen, oder blase ihm in den Mund.

Nach allem, was über den Zusammenhang der Asthmatiker mit den frühen Erlebnissen an der Mutter feststeht, daß sie sich nämlich oft wie unter einer drohenden Masse fühlen, ist nicht verwunderlich, daß auch das *Aussehen des Sagenalps* dem entspricht, was der Asthmatiker erlebt. Oft erscheint der Alp nämlich in weiblicher Gestalt, als weiße Frau zum Beispiel oder als altes Weib mit langer Nase, großen Augen, eiskalten Händen, mit langen, strähnigen Haaren und breiten, latschigen, platten Druden- oder Krottenfüßen. Noch öfter ist er aber gestaltlos, häßlich, von ekelhafter Feuchtigkeit, besitzt einen dicken Kopf und lange, schwere Brüste wie »Kuhwampen«, oder er nähert sich wie ein Nebel oder Zugwind. Haare spielen eine besondere Rolle, wenn der Alp mehr als pelziges Tier erscheint, als Marder beispielsweise, von dem man annimmt, er habe zu den Bezeichnungen »*Mahr*«, »*Mahrte*« und »*Nachtmahr*« geführt. Auch der Rauch fehlt nicht als Erscheinungsform, bezeichnet doch »*Toggeli*« in der Schweiz sowohl einen Katzenalp wie einen solchen aus Rauch. Schließlich kann er sich auch in Gegenstände der Schlafkammer verwandeln: man findet ihn als Strohhalm, als Kornähre, als Wollfaden und Menschenhaar. Wer denkt hier nicht an all jene Schädlichkeiten, die die heutige Allergologie als asthmaerzeugend anschuldigt? Und wem drängt sich nicht auf, daß die Machenschaften all dieser Druden etwas mit dem Grundgefühl des Asthmatikers zu tun haben und mit frühen häuslichen Erlebnissen?

Naturgemäß steht der Alp der *Hexe* als einer unheimlichen Mutter bedeutungsmäßig nahe. Wie diese fährt auch er mit dem Wind daher, weshalb man vom »*Drudenwind*« spricht. Und wie die Hexe Krankheiten als Hexenschüsse anschießt, so trifft der Alp mit seinem »Belemnit«, der auch Drudenstein oder Mahrenzitze heißt. Weniger jedoch werden seine Machenschaften als Bosheit ausgelegt; viel eher werden sie seiner Tolpatschigkeit zugeschrieben, seiner Blödheit. Aus der Bezeichnung »*Elbentrötsch*« hört man dies bestens heraus. Und so dürfte das Verhalten der Mütter von Asthmatikern kaum als Bosheit angesehen werden, sondern als eine mütterliche Ungeschlachtheit; sie tun es der Roggenmuhme gleich, die aus lauter Liebe die Kinder an ihren eisernen Brüsten erdrückt. Es ist vielmehr eine mütterliche Primitivität als eine Perfidie, womit sich der Cauchemar des Kindes verknüpft.

Der asthmatische, inflative Stil verbindet sich mit einer exspiratorischen Hostilität, die sich vor allem in *explosiven Staccati* verschiedenster Art Luft macht. Der Asthmatiker weiß um sie, und oft wäre es ihm am liebsten, wenn alles in die Luft flöge und zerplatzen würde. Am liebsten schriee er einen Urschrei. Aber bereits ein herbeifantasierter, feindseliger Wunsch kann ihm schon sozusagen in der Lunge steckenbleiben.

So bleibt es zumeist beim *Husten* und beim *Auswurf*. Alles, was zu einer Körperöffnung austritt, kann Böses meinen. Allen Auswürfen, die mit einem »Ex« beginnen, kann etwas Feindseliges eigen sein. Dies gilt für das Ejakulat, das Exanthem, den Hautausschlag, und es gilt auch für das Expektorat des Asthmatikers, das sich als zäher, glasiger Schleim in den verengten Bronchien bildet und dort mithilft, das Exspirium zu erschweren. Husten und Auswurf sind Ausdrücke einer Willenskundgebung, die eigentlich als dezidierte Sprache, als Schreien oder Befehlen stattfinden sollte.

In den exspiratorischen Übungen der *Atemtherapie* wird man solch primitive Entäußerungsweisen aufgreifen und zu »höheren« menschlichen Ausdrucksformen zu entwickeln versuchen. Die Atemtherapie wird das Aggressive in ein sprachlich geformtes Ausgeatmetes überführen. Sie wird in neuer Weise das tun, was einer abergläubischen Volksheilkunde vor Hunderten von Jahren auch schon eingefallen ist, damit die Asthmatiker der Erdrosselung durch den Alp entgingen. Sie hatten mit der Zunge am Gaumen drei Kreuze zu schlagen, einen Fluch oder einen Schrei auszustoßen, in lautem Beten Kraft zu schöpfen oder das widerwärtige Tier beim Namen zu rufen. Dazu waren ruckartige Bewegungen mit dem ganzen Körper nötig und kam der *Alpdrucksegen* zur Anwendung: »Adiuro te, satanae diabolus, aelfae... ut refugiatur ab homine illo; ich beschwöre dich, Satan, Alp; weiche aus diesem Menschen!«

Es ist bekannt, daß das Bronchialasthma besonders günstig auf das *Höhenklima* anspricht, so daß man früher versucht hat, Kinder durch Höhenflüge von ihrem Leiden zu befreien. Die naturwissenschaftliche Klimatologie findet denn auch eine ganze Reihe sogenannter Wirkfaktoren physikalischer und chemischer Natur. Aber wie so oft geht dabei die naturwissenschaftliche Rechnung nicht auf. Es bleibt bei dürftigen und immer wieder umstrittenen Feststellungen, und verglichen mit dem, was Dichtung, Sage und Religionen über die Bedeutung der Höhe und des Hohen ausgesagt haben, nimmt sich ihr Gedankengut eher unzulänglich aus; trotz des intellektuellen Fleißes und der Pfiffigkeit, die bei seiner Herstellung zugegen sein mögen.

Es ist begreiflich, daß die mit ihrem Alptraum in der Brust durchs Leben gehenden Asthmatiker nach dem Aufstieg in eine Berglandschaft das erleben, was sie zu erlösen scheint. Der inspiratorische Lebensstil und der damit verbundene *Heroismus*, die Liebe zum Reinen, Klaren und zu geistigen Ordnungen finden hier ihren Platz. Auf den Bergen leuchtet oft ein klares, himmlisches Licht; die Luft ist rein und von kühler Subtilität; man sieht weit und tief. Der Asthmatiker trifft hier also gerade auf Eigenschaften eines Lebensraumes, die ihm keinen Widerstand mehr zu bereiten scheinen.

In der Höhe findet das statt, was auch durch bestimmte Medikamente zu bewerkstelligen ist, Medikamente, die zu einer gewissen *Euphorie* führen können. Die Corticoide, die Hormone der Nebennierenrinde, zum Beispiel scheinen nicht nur dadurch wirksam zu werden, daß sie die entzündlichen Schleimhautschwellungen der Bronchien verringern, sondern erzeugen auch dank einer unspezifischen, hormonellen Wirksamkeit einen seelischen Zustand, dessen hervorstechendes Merkmal eine Art Glück ist. Ähnlich ist es mit dem Adrenalin, dem Hormon des Nebennierenmarkes, und seinen Abkömmlingen; sie wirken nicht nur entspannend auf den Tonus der glatten Bronchialmuskulatur, sondern regen den Organismus ganz allgemein an und rufen ein Gefühl größerer Freiheit hervor.

So erzeugt das Höhenklima, ähnlich den bei der Asthmatherapie verordneten Medikamenten, eine grundlegende biologische Veränderung. Es kommt zu dem, was gerade vor der *Höhenkrankheit* eintritt, zu einer leichtgradigen Anregung zumeist glücklicher Art. Man ist gut aufgelegt, die Luft erscheint frisch, man steigt federleicht und könnte stundenlang wandern. Man vergißt den Alltag, die Stimmung wird sorglos. Die Empfänglichkeit für Sinneseindrücke aller Art ist gesteigert, man schwelgt in Bewegung. Die Ausatmung erfährt in Form des Alpsegens mit dem Alphorn ihre Überhöhung! Gelegentlich allerdings kann die Stimmung in Gereiztheit umschlagen, in Heftigkeit und Bange. Die reinste Wirkung gehe von Gipfeln, Kämmen und Hochflächen aus, also von den überragendsten Orten.

Man kann wohl sagen, daß hier der Patient von überlegenen *Berggöttern* ergriffen wird; zu einem solchen Erlebnis gehören die lange Sonnenbestrahlung und das Aufscheinen der Landschaft in Blau und Weiß. Der Sonnenaufgang mag allzumal höchst numinos als eigentliche Offenbarung und Erleuchtung erfahren werden; die Hell-Dunkel-Kontraste, die in den Bergen eine ganz besondere Prägnanz erreichen, sorgen für das Erlebnis klarer Ordnungen. Es ist denn auch begreiflich, daß man im Gebirge da und dort Bergklöster gebaut hat, in denen Mönche jenem göttlichen Licht nahe sein wollen, das sich allmorgendlich über die Welt ausbreitet. Zu solch lichter Geistigkeit gehören auch die *Winde, die Lüfte*, die in den Bergregionen eine ganz besondere Reinheit erreichen. Nicht nur sind sie wenig von Dunst und Nebel, sondern auch kaum von den für Asthmatiker so ausschlaggebenden Staubteilchen und Blütenpollen getrübt. Die Luft ist oft würzig, harzig, auf jeden Fall frei von jenen geruchlichen Verunreinigungen, die man von den Niederungen her kennt. Schließlich stimmt auch noch das Erlebnis der *Weite* in ganz besonderer Weise um. Der Blick schweift in die Abgründe, in die hintersten Täler. Die Welt ist vorwiegend vertikal gegliedert. Etwas Asketisches geht um, etwas allem triebhaften, menschlichen Gedränge unten im Tal Fremdes. Das Leben findet da kaum mehr sein Auskommen, und die Sicht auf eine öde, felsige Unfruchtbarkeit entlastet von der Verpflichtung zur Fertilität.

Was hier religiös spürbar wird, ist etwas, was zu Himmelfahrtserlebnissen gehört, zu Entrückungen und göttlichen Stimmen. Nicht nur schreitet hier der Christengott im Morgenrot daher; auch die Götter vieler anderer Religionen leuchten über den Firnen. Nicht zuletzt ist *Saturn* zu erwähnen, der in der Alchemie auf dem Berg thront. Er ist Herr der unwandelbaren, nicht chronologischen Zeit, ist kalt und trocken. Sein Wesen ist dem Fels und dessen Unveränderbarkeit verwandt. Als Kronos-Saturn ist er der ursprüngliche Geist, der die Ordnungen erfindet, ohne daß ihm jemand dreinzureden vermöchte.

Die körperlichen Behandlungsmethoden des Bronchialasthmas sind eigentlich recht wirksam und exemplarisch für das Prinzip der modernen medizinischen Behandlung überhaupt, für ein »*Contraria contrariis*«: man streitet mittels Praktiken, deren Bezeichnungen allesamt mit einem »anti« beginnen, mit antiasthmatischen Corticoiden, mit antibiotischen und antiallergischen Stoffen usf. Auf diese Weise wird recht eigentlich jene Gesundheit gefördert, die auch der Ausgang der Krankheit, ja deren Erfinderin ist. Psychoanalytisch müßte man sagen, man födere einen »Widerstand«. Dadurch aber, daß dieser sich verstärkt, beginnt er auch gleich wieder mit der Selbstuntergrabung. Es gelingt zweifellos, den Asthmatiker dank eines trickreichen Medizinierens in einen Zustand beschwerdeloser Euphorie zu versetzen, die anderseits aber wieder alle Elbentrötschen und Alpen auf den Plan rufen. So ist die somatische Behandlung des Bronchialasthmas beispielhaft für alle medizinische Behandlung: sie ist dadurch wirksam, daß sie mit wenig Kritik Gesundheit herstellt und damit auch wieder die Voraussetzung zur Erkrankung; sie kann gesteigerte Fehlhaltungen und künstliche apollinische Illusionen ermöglichen. Sie ist ein Segen, nicht ohne auch Fluch sein zu müssen.

Geschieht Asthmabehandlung so unhinterfragt aus der prinzipiellen Bekämpfung, dann hat man erfahrungsgemäß mit wesentlich mehr Rückfällen und Komplikationen zu rechnen, als wenn der Krankheit auch Ehre erwiesen wird, weil sie bekanntlich stets recht hat. So wird ein therapeutischer Verbalkult um die Erkrankung nicht nur den Wert der Flucht in Frage stellen, womit der Asthmatiker seinen imaginären Bedrohungen zu enteilen versucht, weil sie letztlich sisyphushaft ist, sondern sie wird auch versuchen, aller alp-erdrückten Unmündigkeit, aller Vernichtetheit und Kleinheit, die den Patienten als Cauchemars terrorisieren, Aufwertung widerfahren zu lassen. Diese sind keine Unwerte an sich, sondern höchst sinnvolle Bewußtseinszustände, die uns beispielsweise »unsichtbarer« durchs Leben gehen lassen. Zudem wird ein Hinführen zur Einsicht unumgänglich sein, daß nicht nur die Welt von Alpen beziehungsweise Allergenen bevölkert ist, sondern die Druckmahre auch in uns hausen.

Die Therapie in einer archetypischen Medizin wird also, ohne auf die Gepflogenheiten einer modernen somatischen Behandlung zu verzichten, um ein Tertium, ein Drittes, kreisen und das eine tun, ohne das andere zu lassen. Archetypische Therapie führt auch in der Asthmatherapie zu einem »Entweder und Oder« und erinnert in einigem an jene Geschichten, die vom *»Geist in der Flasche«* handeln. Danach findet ein unerschrockener Einzelgänger ein Glasgefäß, in dem ein offensichtlich höchst geplagtes Wesen befiehlt, daß man es freilasse. Dem Gehäuse kaum entwichen, bläht es sich zu einem ungeheuerlichen Popanz auf, entschlossen, seinen Retter zu ermorden. Die Hilfe führt zu Übermut. Durch eine List gelingt es aber zumeist wieder, den Geist zu bewegen, in das Glas zurückzukriechen; die Diskussionen um die Freilassung nehmen ihren Fortgang, bis ein beidseits akzeptabler Kompromiß zustande kommt. Er ist jenes Dritte, in dem ein aufgeblasenes Machtwort nicht ohne Bescheidenheit beziehungsweise das ebenso bedrückende wie legitime Gefühl der eigenen Kleinheit lebt.

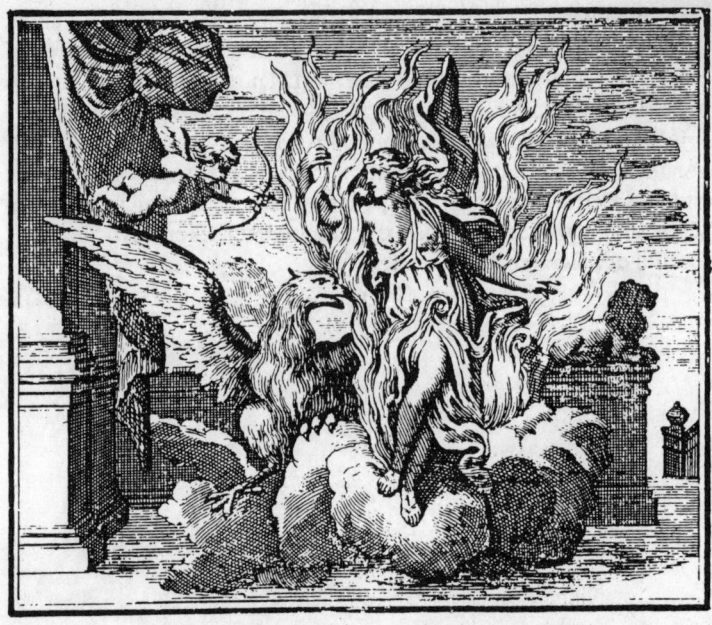

Jupiter entführt als Feuersbrunst Aigina, die Tochter eines Flußgottes. Aus Benserades »Métamorphoses d'Ovide«, Amsterdam 1697.

Die erotische Leidenschaft, die den Menschen gleich einem Feuer erfassen kann, vermag diesen auch als quälender Juckreiz »verrückt« zu machen, wenn sie in den Körper absinkt.

Der Juckreiz

Der Juckreiz, der Pruritus, kann eine höchst absurde Qual sein und den Patienten zur Verzweiflung treiben. Das Benehmen mag grotesk werden, wenn er sich allenthalben kratzen muß, und erinnert in verschiedener Hinsicht an einen von Veitstanz Befallenen oder an jemanden, der »von einem bösen Geist besessen« ist.

Das pathophysiologische Verständnis für den Juckreiz scheint es noch nicht weit gebracht zu haben. Immerhin gibt es darüber einiges sicheres Wissen. So setzt sein Zustandekommen freie Nervenendigungen in der Haut voraus, wo sich ein Reiz in eine Erregung umsetzen kann, wie dies für andere »Schädigungen« auch der Fall ist, beispielsweise für die Schmerz- oder Temperaturwahrnehmung. Und wie bei diesen wird man gerne an der Wichtigkeit der Noxe irre, da diese auch bei juckenden Hauterkrankungen kaum spezifisch ist. Wenn Pruritus zustande kommen muß, dann werden auch hier die verschiedensten Sachen zu Ursachen. Sofern es in der Absicht der Natur liegt, Juckreiz entstehen zu lassen, dann ist ihr auch ein »Nichts« gerade gut genug. Dieser hält sich also ebenfalls an jene Grundregel, nach der ein Krankheitsbild sein kann, weil es sein muß, und daß es dazu die unterschiedlichsten Gründe zu Hilfe nimmt. Textilstoffe sind ihr ebenso recht wie Temperaturveränderungen oder eine menschliche Begegnung. Das Spektrum der Auslöser ist weit, und die Erheblichkeit der Noxe ergibt sich aus der Bereitschaft. Sicher ist auch, daß es für die Entstehung des Juckreizes chemische *Juckstoffe* braucht, wie die Schmerzempfindung gewisse Substanzen voraussetzt. Sie sind diesen verwandt. Vor allem wirksam ist das Histamin, ein hinsichtlich der Evolution uralter biogener Eiweißstoff, den man schon in den Nesselorganen geheimnisvoller Tierformen wie den Quallen und Medusen findet. Als inaktive Form wartet es auch beim Menschen in verschiedenen Organen, so vor allem in den Mastzellen des Blutes, in den Lungen und in der Haut. Aktiviert erweitert es Arteriolen und Kapillaren, die feinsten Ausläufer also der arteriellen Gefäße; dadurch werden diese durchlässiger, so daß auch seröse Flüssigkeit in die Umgebung austreten und diese ödematös verändern kann. Im Zusammenhang mit solchen Histaminwirkungen hat man sich auch die Erregung der Nervenendigungen vorzustellen. Daß vor allem

Histamin für das Zustandekommen des Pruritus ausschlaggebend ist, ergibt sich besonders aus der Erfahrung, daß ihn Antihistaminica prompt auslöschen können. Es ist nicht erstaunlich, daß diese auch ataraktisch wirken, »Seelenruhe« also herzustellen vermögen. Sie waren die chemischen Ausgangssubstanzen, von denen in der Psychiatrie die wirksame Besänftigung psychotischer Ängste vor imaginären Verfolgern und Peinigern den Anfang genommen hat. Antihistaminica gehören zu jenen Stoffen, die uns davor bewahren können, in das verzehrende Feuer irgendwelcher Passionen zu verfallen.

Im Juckreiz somatisiert sich eine Reihe von erotischen, hostilen, ja geistigen Leidenschaften besonders dann, wenn wir uns von solchen gerade besonders weit entfernt wähnen. Er scheint sich gerade dann einzustellen, wenn die emotionale Transparenz durch eine besonders unheimliche *Isolation* unterbrochen ist.

Dies gilt für eine ganze Anzahl pruriginöser Hauterkrankungen, die mit mehr oder weniger sichtbaren Körperveränderungen einhergehen. Es scheint dies für die Psoriasis zuzutreffen, die Schuppenflechte also, die gerade dann juckend sprießt, wenn eine prüde Berührungsfurcht Wünschen zur Komplottbildung in besonderer Weise gegenübersteht. Es gilt auch für das allergische Ekzem, wenn eine »Anergie«, eine emotionale Reaktionslosigkeit, allzusehr mit Rache- und Verteidigungsbedürfnissen kontrastiert, die dann als spitze und juckende Hautgranulationen in Erscheinung treten. Dies findet nicht nur beim Erwachsenen statt, sondern auch beim Kind; mit Milchschorf, einer Vorform des Ekzems, setzt auch es sich gegen eine allzu »ästhetische Mutter« zur Wehr, weil es sonst in der Isolation steckenbleiben würde. Es gilt dies auch für das allergische Nesselfieber, die Urticaria, die mit besonders heftigem Juckreiz einhergehen kann; sie scheint besonders dann auszubrechen, wenn uns eine mehr oder weniger bewußte Festgefahrenheit in fruchtlosen Anklagen gegen Partner und Welt ad absurdum treibt, ein dieser entgegenstehender Wunsch nach einer »entzündlichen« Antwort ins Körperliche sinkt und dort als juckende Quaddeln in Erscheinung tritt.

Das Gesetz, nach dem uns der Juckreiz besonders dann überfällt, wenn wir in eine uns zunächst kaum recht bewußte »anergische« Isolation hineingeraten sind, dürfte sich auch beim Dermatozoenwahn bewahrheiten, bei jenen Patienten also, die von vermeintlichen Hautparasiten und Käfern geplagt werden und deswegen in eine solche Verzweiflung und ein solches Kratzen hineingeraten mögen, daß man ihren Zustand als psychotisch bezeichnen muß. Der Vorgang ähnelt der Entstehung von pruriginösen Empfindungen beim Zwangsneurotiker, wenn diesen übertriebene Reinheitsvorstellungen und perfektionistische Ansprüche, verbunden mit Wasch- und Reinigungszeremoniellen in die Irre führen.

Was für andere Krankheitssyndrome gilt, trifft auch für den Juckreiz zu: Er gehorcht *Intensitätsregeln der Somatisierung*. In der medizinischen Praxis erscheint er denn einerseits als »pruritus sine materia« ohne nennenswerte körperliche Veränderung. Anderseits benutzt er als »pruritus cum materia« eine ganze Reihe somatischer Leiden, um manifest zu werden. Es sind dies nicht nur Hautkrankheiten im eigentlichen Sinne wie die erwähnte Psoriasis, das Ekzem, die Urticaria oder die Epizoonosen, die durch Parasiten, wie Läuse, Flöhe und Wanzen, hervorgerufen werden. Vielmehr kann er in wechseldem Ausmaß für sich auch verschiedene innere Erkrankungen »behändigen«, Leberkrankheiten, den Diabetes mellitus, chronische Nierenleiden, Carcinome des Körperinneren, den Prostatavergrößerungen, Eisenmangelanämien und anderes mehr.

Das endosomatische Empfinden hat das Jucken oft mit anderen, ähnlichen Sensationen gleichgesetzt. Es entdeckt darin keinen wesentlichen Unterschied zu Zittern, Zucken und Klopfen. Dies hat auch in der *Wahrsagekunst* seinen Ausdruck gefunden; man hat allen diesen Empfindungen dieselbe mantische Bedeutung beigelegt; sie galten als vorsprachlicher Hinweis auf das gleiche. Sie bedeuten Signal für etwas, was jenseits unserer üblichen Wahrnehmungsmöglichkeit stattfindet oder stattfinden wird. Der Juckreiz ist deswegen aber nicht mantischer, als es andere Symptome auch sein können.

Der Glaube an eine solche Bedeutung des Pruritus ist aber außerordentlich verbreitet und kann auf ein sehr hohes Alter zurückblicken. Er hat bei verschiedenen Völkern eine eigentliche Prophetieliteratur hervorgebracht, ähnlich der Traummantik und der Chiromantie. Es gab im Altertum hebräische, türkische, griechische, slawische und rumänische »*Zuckungsbücher*«, und es gibt Einzelüberlieferungen aus dem gesamten Norden Europas. Anscheinend war es Poseidonios, der als Stoiker für die Erscheinungen des Volksglaubens nicht nur stets ein lebhaftes Interesse besaß, sondern auch als erster ein solches Buch geschrieben hat. In seiner »De Divinatione« hingegen erwähnt Cicero nichts von solchen Dingen, weil sie ihm als niederer Vorzeichenglauben einer wissenschaftlichen Darstellung nicht würdig genug vorkamen. Das einzige uns erhaltene griechische Zuckungsbuch läuft unter dem Verfassernamen eines Melampus, eines Propheten und Sühnepriesters.

Das Mittelalter hat den mit Juckreiz verbundenen Aberglauben als lebendigen Erbteil aus dem Altertum übernommen, wie die Polemik der damaligen christlichen Schriftsteller beweist. Augustinus nennt ihn ein Sammelsurium von höchst sinnlosen Beobachtungen. Die Kirche bezeichnete diejenigen, die dem spätheidnischen Gewerbe, aus Juckreiz und Zuckungen auf Zukünftiges und Abgelegenes zu schließen, nachgingen, als »salisatore« (salire = springen, jucken), nannte deren Machenschaften »Springkunst« und belegte diese oft mit kirchlichen Strafen. Keineswegs ist die *»Springkunst«* heute ausgestorben. Einige ihrer Elemente haben sich bis in unsere Zeit hinein erhalten. Am bekanntesten ist wohl geblieben, daß ein Wetterwechsel im Anzug sei, wenn beispielsweise eine alte Narbe juckt. In Shakespeares Macbeth sagt eine Hexe zur anderen: »By the prickling of my thumbs, something wicked this way comes.« Schließlich mag auch da und dort dem Zucken des Augenlides noch einige mantische Bedeutung zukommen; es sei oft ein Zeichen, daß ein trauriges oder freudiges Ereignis, ein Besuch beispielsweise, bevorstehe. Alle anderen, beinahe unzählbaren Bedeutungen, die dem Jucken an dieser oder jener Körperstelle zugeordnet worden sind, haben sich nur in den Zuckungsbüchern bewahrt.

Psychosomatische Medizin im allgemeinen und archetypische Medizin im besonderen können nicht anders als auch *mantisch* sein. Denn nach letzterer sind Krankheitsbilder ja körperliche Metamorphosen von seelischeren Vorgängen, deren Entstehung mit auslösenden Elementen in der Außenwelt in Verbindung steht. Da sich dieses Geschehen für uns zumeist in einem Raum abspielt, in den das Licht unseres Bewußtseins nur unzureichend fällt, erstaunt es nicht besonders, daß Somatisierungen aller Art als überraschende Signale für etwas auftreten. So wird auch verständlich, daß eine ganze Reihe von krankhaften Vorgängen, die Gegenstand der psychosomatischen Medizin sind, auch solche der Wahrsagekunst gewesen sind. Es ist einigermaßen verständlich, daß man in der Lebermantik aus nachentzündlich deformierten Gallenblasen und Veränderungen des Hepars auf den Untergang eines Reiches schloß, wenn eine Eingeweideschau für einen König vorgenommen wurde; denn eine Galligkeit, die nicht nach außen und für das Wohl des Landes wirkt, führt gestaut zu Siechtum und Verelendung.

Nicht nur schafft in spiritistischen Sitzungen das Kratzen einen Zugang zum Geist, der aus dem Jenseits klopft, vielmehr drängt es auch zu dem, was juckt. Und die *sprachgeschichtliche* Beschäftigung mit dem Wort »kratzen« erbringt eine ganze Reihe von Wörtern, die für das Thema Pruritus erheblich sind. Um den Stamm »greb« haben sich während Jahrtausenden Worte gebildet, die allesamt mit dem Juckreiz zu tun haben. Es kam zu Graben und Grübeln, zu Kribbeln, Krabbeln und Kriechen, zur Krabbe, zum Krebs und zur Krätze. Beim Durchgehen solcher Worte spürt man Apparatehaftes, Käferhaftes und in »Grübeln« und »Graben« etwas, was Löcher bohren will, um auf etwas zu stoßen. Ihr Sinn weist weit über die Beschäftigung mit der Haut hinaus in geistige Bereiche. Denn Depressive grübeln nicht minder, und Grübeln meint auch philosophisches Nachforschen, Denken und ähnliches mehr. Es meint das Erkratzen eines »göttlichen Funkens«, einer Einsicht, einer Evidenz. Daraus ergibt sich dann die »*Aufgekratztheit*« als vergnüglicher Zustand.

Die Psychoanalyse Freuds sieht im Juckreiz gerne sexuelle Wünsche und im Bohren und Kratzen *masturbatorische Handlungen*. In diesem Sinne hat sie eine Reihe von Beobachtungen gesammelt, wie beispielsweise jene, daß verschiedene Sprachen nur ein Wort für Kitzeln und Kohabitieren besäßen, daß es aphrodisisch wirkende Kitzelspiele und Kitzelverse gibt oder daß besonders kitzlige junge Mädchen ihre Überempfindlichkeit verlören, wenn sie anfingen, einem regelmäßigen Geschlechtsleben nachzugehen. In gewissen Volkstraditionen gilt die Kitzligkeit geradezu als Beweis für die Jungfräulichkeit der Frau. Kratzen verbindet sich oft mit höchst angenehmen Empfindungen, so daß man von einem »pruriginösen Onanismus« gesprochen hat; beim »Furor eroticus« komme es vor, daß so wild gekratzt werde, daß man dies als »neuropathisch« anzusehen und dem obsessionellen Nägelkauen gleichzusetzen habe. Bei gewissen Neuroseformen sei ein Orgasmus gar durch Bekratzen irgendwelcher Hautpartien herbeizuführen; deswegen solle man Patienten, deren Haut von besonderer Erogenität durchsetzt ist, nicht unbedingt Kohlensäurebäder verordnen, weil diese als Aphrodisiacum wirkten wie bei anderen allzu kühle oder allzu warme Bäder: Solche Beobachtungen sind sicher richtig; ihre Einordnung jedoch in eine medizinische Theorie, nach welcher der Sexualität allzu weitreichende ätiologische Bedeutung beigemessen werden soll, ist jedoch fragwürdig und scheint oft eher Zwängelei zu sein. Der Pruritus ist nicht nur »eigentlich« ein Zustand sexueller Erregung, sowenig die Nase oder das Kinn »eigentlich« männliche Geschlechtsorgane sind. Kinn und Nase sind aber phallische Analogien; und so eignet dem Juckreiz, der Qual von Fragen und den vitalen Regungen ein gemeinsames *pruriginöses Wesen.* Das lateinische *Prurigo* bedeutet ebensosehr Jucken wie Geilheit und Lüsternheit und kommt nicht nur im sexuellen Bereich zur Anwendung. Prurigo bedeutet auch der »juckende Grind«, und Prurire meint auch, daß einer nach einer Auseinandersetzung brennt.

Dadurch berührt der Juckreiz zunächst den Bereich des *Feuers,* und das Bekratzen der Haut gerät in die Nähe des *Feuerbohrens.* Aus dem Feuer läßt sich ähnliches vernehmen wie aus dem Pruritus. Man »hört« es knistern, prasseln, surren, briddern, bissern usw. Wenn es der Sage nach beleidigt wird oder man es gar verflucht, was im psychologischen Jargon von heute etwa »unterdrücken« heißen müßte, dann rächt es sich dadurch, daß man räudig wird, »ein böses Gesicht« oder ein »Grindmaul« davonträgt oder Blasen auf der Zunge bekommt. Man erwischt das »Antoniusfeuer«, den »Brand« oder die »Rose«, auffallenderweise also alles Dermatosen, die durch eine Reihe von Eigenschaften mit dem Feuer in sympathetischer Beziehung stehen. Es ist eine Art Lebewesen, das in verschiedenster menschlicher Gestalt in Mythen, Sagen und Märchen umgeht; als Feuermann beispielsweise, als ein Gerippe, aus dessen Inneren die Flammen schlagen, wie aus einem brennenden Weidenkorb, als schwarzer Mann in einer Feuersäule, bald riesenhaft groß mit dürren Beinen, bald zwergenhaft klein, oft kopflos, mit hohlem Rücken oder mit feurigen Augen. Dann wieder ist das Feuer auch nur ein formloses Lodern, ein brennendes Strohbündel, ein schwebendes Irrlicht, das pfeilschnell hin und her springt, oder ein feuriges Rad, das durch die Luft saust. Die Vorstellungen, die man sich so vom Feuer machte, sind zahlreich und in allen Kulturen ähnlich; dies ist nicht nur in der Vergangenheit so; im Alltag, in der Dichtung und in den Träumen sind sie auch modern. So sprechen wir von brennenden Leidenschaften, von einem Feuerkopf, wenn jemand ein besonders heftiges Temperament an den Tag legt, von einem feurigen Liebhaber usf.

Feuermänner sind übrigens auch oft umgehende Tote, die im Fegefeuer ihren Frevel abbüßen. Es sind beispielsweise Mörder und Ehebrecher, die unter einem Bann weiterleben müssen, bis sie erlöst werden. Sie sind unser asoziales oder antisoziales Brennen, das, unter ein verdrängendes Tabu geraten, in verzauberter, pervertierter Form weiterlebt.

Wie das knisternde Feuer und der Juckreiz Analoga sind, so ist das Erbohren des Feuers aus dürrem Material mit allem Graben, Grübeln und Kratzen wesensverwandt. In seinem Buch »Symbole der Wandlung« geht C. G. Jung der religiösen Bedeutung der Feuerbohrung nach und stößt auf die Vermutung, daß der Feuerbringer Prometheus ein »Bruder« des indischen Pramantha sei, des männlichen feuerreibenden Holzstückes. Vor allem aber springt der indische Feuergott Agni aus den Flammen, eine Vorstellung, die auch in der europäischen hermetischen Spekulation ihre Darstellung gefunden hat.

Das so erlöste Feuer lodert in den Religionen als unvollkommenste Darstellung Gottes, als göttliche Liebe, als heiliger Geist, als mystischer Glanz, als divine Kraft oder als das Lebenslicht selbst. Es ist Erleuchtung, wenn uns Lichter aufgehen und wir »in Feuerzungen reden«; vielleicht gelingt uns dann auch im heiligen Zorn eine genialische Tat, erfüllt uns eine glühende Verehrung oder verzehrt uns die Glut der Leidenschaft. Stets dürfte dabei die Haut in einen ganz besonderen Zustand versetzt werden: der Mensch strahlt sozusagen und »glüht«.

Wie sich solch flammende Gefühle in einer ordinären, pruriginösen Dermatose verbergen können, und wie wundersam es anmutet, wenn eben dieses Hautleiden weicht und der feurige Geist sich befreit, der sich bislang in nichts anderem als in struppigem Jucken zu erkennen gegeben hat, mag aus folgendem *Krankheitsfall* ersichtlich werden:

Die Patientin litt nicht nur an einer Geisteskrankheit, sondern auch an einer seltsamen Hauterkrankung, die sich streng an ihren Gemützustand hielt. Da und dort, insbesondere aber an den Extremitäten, bildeten sich etwa fünffrankenstückgroße, bläulich-rötliche, leicht erhöhte Flecken, die zeitweise sehr stark juckten und sich dann in der Mitte zu einem kleinen Geschwür öffneten. Das Exanthem reagierte auf keine andere Behandlung als auf Medikamente, die man gegen Schizophrenien verwendet, und verschwand, wenn ein neuer psychotischer Krankheitsschub ausbrach.

Sie stammte aus einer Predigerfamilie und führte dort eine Art Aschenbrödeldasein; an ihr blieben für gewöhnlich die Putzarbeiten hängen und die Verrichtungen im Garten. Niemand hatte das so recht bemerkt, am wenigsten sie selbst. Es wurde erst ersichtlich, als die Geschwister heirateten und aus dem Haus zogen, und sie, ohne irgendwelche Freunde oder Freundinnen, ohne einen Beruf, ohne Außenwelt sozusagen, immer noch im Haus herumwerkte. Damit begann das Leben für sie beschwerlicher zu werden. Sie haderte mit dem Schicksal und entwickelte tiefe Ressentiments gegen die Eltern, die sie so weltfremd und so armselig erzogen hatten. Sie litt an einem Gefühl der Leere, und das Leben wurde für sie hoffnungslos traurig; in ihrer Einsamkeit begann sie hohe Pläne zu schmieden und sich in etwas Besonderes, aber Verkanntes zu verwandeln.

Sie glaubte vom Adel abzustammen und ihren Eltern nur untergeschoben worden zu sein, denn sie sei doch gar so anders als ihre Geschwister. Sie legte sich eine Sammlung von Ansichten alter Burgen und Schlösser und anderer Bilder an, auf denen Feudalbauten zu sehen waren. Sie schaute nach den restlichen europäischen Prinzen aus, die sie hätte heiraten können; und sie begann den schönen Künsten und eindrucksvollen Architekturen nachzugehen. Eigentlich, so meinte sie, wäre sie eine Gilberte de Courgenay oder eine Landesmutter, und so schenkte sie nach dem Tod ihrer Eltern bedürftigen Kunst- und Architekturstudenten Geld; von diesen hingegen wurde sie weidlich ausgenommen und betrogen, was ihre Illusionen über sich selbst beinahe nur noch verstärkte, anderseits aber auch schrille Klagen des Protestes auslöste.

Zu solchen Zeiten, da sie ihre innere und äußere Isolation mit quasiaristokratischen Verwandschaftsgefühlen und mit Begeisterung auszufüllen vermochte, war von ihrer Hauterkrankung nur wenig zu sehen. Sie trat jedoch sofort wieder stärker hervor, sobald die wahnhafte Wirklichkeit in sich zusammenfiel, und löste sich in nichts auf, sobald ein beinahe delirienhaft zu nennender schizophrener Schub ausbrach.

Dann begann sie aus sich heraus Stimmen zu hören, die schriftdeutsch mit ihr sprachen und mit denen sie wundersame Dialoge pflegte. Die Stimmen besaßen einen zauberhaften Klang und stammten ohne Zweifel von männlichen Personen, zumeist von Ärzten, Zahnärzten oder Politikern, für die sie Verehrung und Zuneigung empfunden hatte und die nun wahrhaft zu Geliebten wurden. Die profanen Existenzen wurden zu Halbgöttern, mit denen sie »durch die Luft Berührung« hatte. Sie wähnte sich von ihnen gestreichelt und geriet in erotische und sexuelle Verzückungen. Das Edle suchte sie nun von selbst auf; sie schrieb fieberhaft über ihre Begegnungen, über die tiefen Weisheiten, die ihren erotischen Kontakten entströmten, und dichtete auf vielen Seiten in großen Lettern für den Außenstehenden kaum leserliche Poesie.

Nie jedoch nahmen diese Ekstasen solche Formen an, daß die Patientin nicht auch zugleich ihren anspruchslosen Arbeiten hätte nachgehen können. Stets behielt sie eine gewisse Kontrolle über sich selbst, ja sie war sich bewußt, daß diese Erlebnisse allesamt aus ihr selbst stammten, und sie verwickelte sich deswegen kaum in irgendwelche äußeren Schwierigkeiten. Ihr Leben behielt jene Anspruchslosigkeit und Isoliertheit, die es stets gehabt hatte.

Gedanken über juckende Dermatosen führen zu allem, »*was kreucht und fleucht*«, zu Insektenhaftem, Käferartigem, Spinnengliederigem und dergleichen mehr. Und wie der Pruritus nicht nur ein trocken knisterndes Ungemach ist, sondern man in ihm auch das heilige Feuer der Begeisterung oder der erotischen Erregung finden kann, so verbindet die Spekulation des Aberglaubens das Kreuchende mit dem Divinen.

Um alles Ungeziefer haben sich stets zwielichtige Mythen gewoben. Sein Treiben blieb nie nur unheilvoll, und die Berichte aus der Vergangenheit erschöpfen sich noch lange nicht darin, daß insektenartige »Gehirntierchen« beinahe die gesamte psychiatrische Symptomatologie, von den passageren Grillen bis zu den psychotischen Delirien hervorgebracht haben. Sie sind auch beileibe nicht nur mit den apokalyptischen Plagen in Beziehung zu bringen oder mit Tieren, die den nahen Tod künden, wie beispielsweise dem tickenden Holzwurm. Die Tradition erschöpft sich auch nicht in der Angst vor etwas nur Widerwärtigem, Juckreiz Erregendem und Krankheiten Bringendem oder darin, daß man glaubte, dem Ungeziefer den Prozeß machen zu müssen, wie beispielsweise in Luzern, dessen Regierung im Pestjahr 1594 eine diesbezügliche Strafverordnung erlassen hat.

Vielmehr verkehrt sich die Bedeutung des Ungeziefers oft in etwas Verehrungswürdiges, so wie im Pruritus plötzlich auch die Leidenschaft und die begeisterte Erregung sichtbar werden. Vor allem verbinden sich solche Gefühle und Ideen mit Wesen, die sich gerade auf den unwürdigsten Terrains aufhalten, mit den *Mistkäfern* und ihren Verwandten. Diese nähren sich bekanntlich vom Kot der Haustiere und scheinen in beinahe allen Sprachen nach dem Mist genannt zu werden. Auf dem Dunghaufen krabbeln sie zu Hunderten herum, besonders wenn dessen Oberfläche von der Sonne ausgetrocknet ist. Dank ihren Flügeln reicht es auch gelegentlich zu einem kurzen, brummenden Flug. So scheinbar elend aber diese Welt ist und so sehr die Existenz des Mistkäfers als etwas Miserables erscheint, so sehr hat sein schillernder Glanz die Fantasie angeregt, aus ihm etwas Exquisites, ja Heiliges zu machen.

Wie der Pruritus mit dem knisternden Feuer verwandt ist, so ist es auch der Mistkäfer; wenigstens bringen ihn die Sagen mit alten Gewittergottheiten in Verbindung, zum Beispiel mit dem germanischen Thor, und in gewissen Gegenden wird geglaubt, daß man einen Gewitterbrand heraufbeschwöre, wenn man ihn zertritt. Er zaubert funkelnde Schätze herbei. Legt man ihn in Kärnten in eine Schatztruhe, dann nimmt das Geld kein Ende. In einem funkelnagelneuen Kupferhafen, in dem es von Mistkäfern wimmelt, vermögen unschuldige Kinderaugen bereits auch die leuchtenden Münzen zu sehen. Wo man Geld brennen sieht, findet man nachher auch einen Haufen Mistkäfer. So ist nicht verwunderlich, daß man sich den Geotrupes stercorarius (stercus: Dung, Dreck) als spiritus familiaris hielt, ähnlich der Kröte, die man im Keller mit Milch fütterte.

Die bedeutendste Überhöhung jedoch erreichte der Mistkäfer in einem seiner zoologischen Verwandten, im *Skarabäus, im Ateuchus sacer.* Auch er lebt auf dem Mist und war so heilig, daß ihn die Ägypter nach seinem Tod einbalsamiert haben. Er galt als der »von selbst Entstandene«, nahm man doch an, daß er aus dem Urschlamm, dem

Urmist hervorgekrochen sei, der das Erste auf Erden war! So wurde der Skarabäus zu einer Manifestation des Urgottes Atum, was soviel wie das »Nichts« meint. Nach der Gleichsetzung des letzteren mit dem obersten Sonnengott galt er später sinngemäß als ein verkleinerter, feuriger Re. Er ist also ein Paradoxon sondergleichen und seine Bedeutung ebenso chimärisch wie diejenige der Krankheitsbilder, wenn wir von der Naturwissenschaft abgehen und sie in einer archetypischen Optik sehen.

Knapp unter der Oberfläche unseres Bewußtseins gehen unentwegt Somatisierungen vor sich, die zunächst noch lange nicht immer wahrnehmbare Formen annehmen müssen. Dies bezieht sich auch auf den Juckreiz, dessen Schwere davon abzuhängen scheint, inwieweit eine Art *Isolationsvermögen* die Transparenz zur Welt aufhebt. Von letzterem ist nun aber gerade eine moderne Zivilisation in hohem Maße abhängig. Sie erscheint um so industrialisierter, je zuverlässiger dieses am Werk ist. Dabei wird es uns nicht nur von außen aufgedrängt oder durch die Erziehung beigebracht, sondern ist ein natürliches Verhalten.

Dieses Isolationsvermögen hat heute gesteigerte Formen gefunden, die man mit *Hygiene* und *Kosmetik* bezeichnet. Ohne daß es uns so recht bewußt wäre, sind diese zu einer Art religiösem Kult herangewachsen. Deren Praktiken gehen uns ebenso selbstverständlich von der Hand wie früher kirchliche Rituale. Auch von deren Übertriebenheiten merken wir unter Umständen wenig, weil sie kollektiv sind. Wir nehmen sie oft erst im nachhinein als historisches Phänomen wahr oder wenn einen Reformator das Grausen erfaßt. Wie einst andere Riten, wird heute auch der kultische Umgang mit der Haut immer differenzierter, und die täglichen Waschungen mit Seife haben schon lange komplizierteren Zeremonien Platz gemacht: Man salbt mit einer überreichen Palette chemischer Substanzen, man peelt mit Crememasken, man »nährt« die Haut morgens und abends und führt ihr »Feuchtigkeit« zu. Verschiedene Prozeduren sollen ihre »Poren« öffnen und schließen und vieles andere mehr.

Man sagt, der Umgang mit vielen neuen chemischen Stoffen hätte zu einer ungeahnten Zunahme von Hautkrankheiten geführt. Sollte eine solche epidemische Ausbreitung tatsächlich der Fall sein, dann ist deren Ursache aber gar nicht so bekannt, wie es scheint. Vielmehr macht es oft den Anschein, als wären die Substanzen nur Vehikel, Mittel zum Zweck, wodurch sich eine in die Isolation gedrängte, sozial ungereimte Emotionalität kundzutun versucht. Es ist, als lebte die Zunahme der Dermatosen eher von einem kollektiven Zwang zu Isolation und Vereinsamung und viel weniger von der Berührung mit noch nie dagewesenen künstlichen Stoffen.

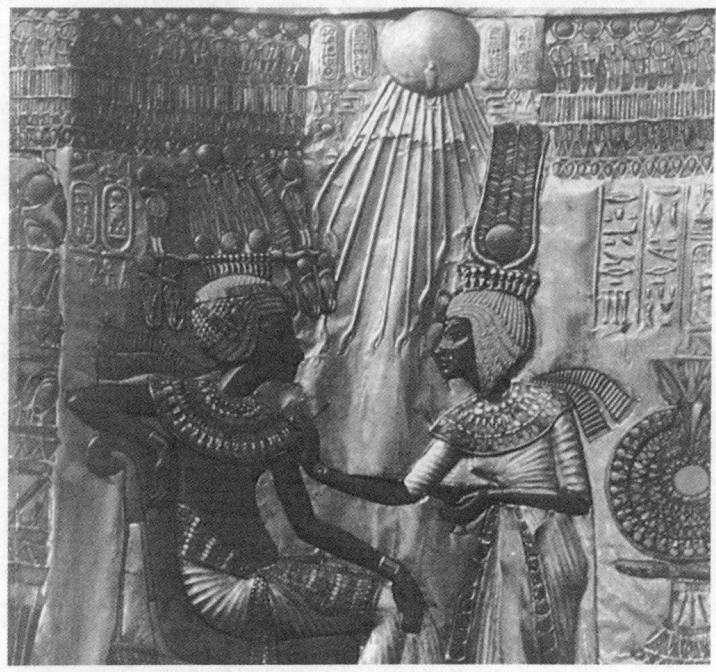

Tut-ench-Amun wird von seiner Gemahlin mit Duftwasser beträufelt.

Bei den Ägyptern wurde der schillernde Mistkäfer, Ateuchus sacer, zum Sonnengott. Der sonderbare Vorgang setzt die Erfahrung voraus, wonach in allem Krabbeln und Jucken etwas von der Zärtlichkeit der Sonnenstrahlen liegt, die hier die amouröse Hautpflege nachahmen.

Rhythmusstörungen des Herzens

Wie andere muskuläre Organe, beispielsweise der Darm oder die Harnleiter, besitzt das Herz eine *relative Autonomie*. Die Erregungen für sein Schlagen nehmen dabei ihren Ausgang vom Sinusknoten, einem natürlichen Schrittmacher, der beim Menschen die Einmündung der oberen Hohlvene in den rechten Vorhof umgreift. Sie durchlaufen die Vorhofwände, deren Muskulatur wie diejenige des gesamten Herzens aus zweierlei Muskelfasern beziehungsweise Muskelzellen aufgebaut sind: einerseits aus solchen, die mengenmäßig weit überwiegen, quergestreift und fibrillenreich sind, Spannung erzeugen und sich zu verkürzen vermögen und deren Gesamt man als Arbeitsmyokard bezeichnet. Auf diese Weise, die Vorhöfe in Kontraktion hinterlassend, erreicht die Erregung einen zweiten, den Atrioventrikularknoten, der sich also auf der rechten Vorhof-Kammer-Grenze an der Wand zwischen den Vorhöfen befindet. Von dort strömen sie in das His'sche Bündel, das als leitungsführendes Gewebe am Septum zwischen den Kammern entlang und in den Kammerwänden herzspitzenwärts zieht und sich da auffächert. Auf diese Weise zieht die Erregung vom Sinusknoten durch das ganze Herz gegen die Spitze, wodurch schließlich seine gesamte Muskulatur zur rechten Zeit zur Kontraktion gelangt.

Auffallend ist dabei, daß die je nachgeordneten Abschnitte in immer langsamerem Rhythmus schlagen, wenn sie künstlich oder aus krankhaften Gründen von den übergeordneten abgetrennt werden. Während der Sinusknoten, unabhängig von jeder Einmischung, mit einer Schlagfrequenz von 60 bis 80 Schlägen pro Minute arbeitet, tut es der Atrioventrikularknoten mit 50 bis 60 Schlägen. Selbst im Hisschen Bündel bestehen je nach Höhe verschiedene Autorhythmien, und man spricht von einem Bündelrhythmus, der noch 25 bis 45 Schläge pro Minute hervorbringt. Die Herzautonomie ist jedoch unter normalen Umständen nur eine verhältnismäßige. Vielmehr hat das vegetative Nervensystem einen wesentlichen Einfluß auf sie. Es verändert dabei nicht nur die Schlagfrequenz, sondern auch die Erregbarkeit und die Herzkraft. Die Nerven des Sympaticus stammen aus dem oberen Brustbereich der Wirbelsäule beziehungsweise des Rückenmarkes, während die parasympathischen durch den Nervus vagus herangeführt werden. Erstere treiben das Herz zu erhöhter, letztere zu geringerer Leistung an. Aber auch das vegetative Nervensystem ist nur relativ autonom und sein Ursprung im Stammhirn nur ein Netzwerk, dessen Fasern nach allen Seiten Verbindungen besitzen.

Der Herzschlag ist üblicherweise ein maßvolles Geschehen. Er hält sich an gewisse Formen; daneben gibt es aber auch manieristische Entgleisungen, Phänomene, die man als *Flimmern und Flattern, Rasen oder Stolpern* bezeichnet und die man als *Rhythmusstörungen des Herzens* zusammenfaßt. Während uns der Herzschlag eines Hochleistungssportlers den Eindruck stoischer Ungerührtheit macht, weil er im Extremfall auch bei körperlichen Anstrengungen einen reinen Sinusrhythmus von 60 bis 70 Schlägen pro Minute nicht zu übersteigen braucht, haben wir bei allen erwähnten Rhythmusänderungen das Gefühl, als ob da etwas verrückt geworden wäre.
Rhythmusstörungen können bei »Gesunden« und schwer Herzkranken auftreten; sie sind ein Krankheitsbild, ein Syndrom, das im Sinn der archetypischen Medizin unterschiedliche Somatisierungstiefen anzunehmen vermag und sich dadurch als verschieden schwerwiegend zu erkennen gibt. Sie mögen eine vorübergehende elektrophysiologische Reizleitungslaune sein, ohne daß man dabei irgendwelche Veränderungen der Herzwandanatomie nachweisen könnte. Anderseits stellen sie sich dort ein, wo später allenthalben schon mikroskopische oder gar von bloßem Auge feststellbare Umwandlungen des Muskelgewebes stattgefunden haben und auf dem Sektionstisch Herznarben und Degenerationszeichen sichtbar sind.
Ganz auch entsprechend den pathogenetischen Vorstellungen einer archetypischen Medizin sind Herzrhythmusstörungen hinsichtlich ihrer Veranlassung nicht wählerisch. Noxen verschiedenster Herkunft halten als Ursachen her: ein Streit im Geschäft oder eine drükkende Stimmung zu Hause, eine Liebeserklärung oder ihr Gegenteil; eine Wetterturbulenz oder ein Übermaß an Kaffee oder Nikotin können sie ebenso in Szene setzen wie Schlafmangel, eine ungenügende Ernährung des Myocardes infolge einer Sklerose der Coronararterien, oder Viren, Bakterien und Gifte, die eine Myokarditis, eine Entzündung des Herzmuskels also, hervorrufen.
Im Flimmern und Flattern werden Schlagfrequenzen von 250 bis 350 Schlägen pro Minute erreicht, ein Ereignis, das in ein paar Sekunden zum Tod führen kann, wenn es die Kammern betrifft. Es mag hinge-

gen unbemerkt ablaufen, wenn es sich nur auf die Vorhöfe beschränkt. Die Patienten klagen vielleicht lediglich über uncharakteristische Beschwerden, über Schwindel beispielsweise, eine Leere im Kopf oder über ein Engegefühl ums Herz. Gelegentlich können sie allerdings auch das Bewußtsein verlieren; das Ausmaß der Beschwerden hängt von der noch möglichen Durchblutung der entsprechenden Organe ab. Bei der anfallshaften (paroxysmalen) Tachykardie ist die Schlagfrequenz nicht mehr so hoch und hält sich um 140 und darüber. Trotzdem wird der Zustand zumeist als ein Herzrasen erlebt, wobei der flache Puls kaum mehr spürbar ist. Es mag zu Beklemmungen, Atemnot und Schwindelgefühlen kommen; die Patienten sind zumeist blaß, und die inneren Organe, wie die Lunge oder die Leber, können als Zeichen der Herzinsuffizienz gestaut sein.

Neben solchen Frequenzsteigerungen des Herzens, die sämtliche noch rhythmisch sind, gibt es Arrhythmien, Unregelmäßigkeiten also, in der Schlagfolge. Unter ihnen ragt hinsichtlich der klinischen Bedeutung das Herzstolpern, die Extrasystole, bei weitem hervor. Es handelt sich dabei um Extraschläge, an die sich eine längere Schlagpause anschließt und die oft als unangenehm empfunden wird. Es kommt den Patienten dann vor, als würde das Herz aussetzen, was Angst hervorrufen kann oder auch ein laszives Gefühl, als ob da ein Spiel mit dem Tod gespielt werde. Stolpert das Herz auf diese Weise über längere Zeit und häufen sich so die Extrasystolen, dann kann es zu Empfindungen kommen, als ob das Herz erdrosselt oder man nächstens das Bewußtsein verlieren würde.

Um aus der medizinischen Gegenständlichkeit des Phänomens in seine Erlebbarkeit überzuführen, eignet sich wie oft die Beschäftigung mit seiner *Sprachgeschichte*. Dabei scheint in den Verben, womit wir die Rhythmusstörungen des Herzens bezeichnen, etwas auf, was einerseits gesteigerte Aktivität, anderseits Todesnähe meint. So ist Flimmern sprachgeschichtlich mit »Flamme« verwandt, mit dem Lateinischen »flamma« und »flagrare«, lodern, verlodern, mit dem Griechischen »phlogmos«, die Flamme, »phlegma«, der Brand, oder dem Lettischen »blazma«, der Schimmer und der Glanz. Die Bezeichnung »flattern« hat Beziehungen zu »flackern«, zu verflakkern, aber auch zu »Fledermaus«, einer flatternden Maus also. Darin vernimmt man nicht nur das hilflose Flattern eines Vogels oder jenes von Motten und Nachtfaltern; man wird sich bewußt, daß

»Maus« mit »Muskel« und damit auch mit dem Herzmuskel verwandt ist, eine Verwandtschaft, die im Lateinischen »mus« deutlich zum Ausdruck kommt, das sowohl Maus wie Muskel meint. Es ist, als ob es nicht nur ein medizinisches Verständnis, sondern auch ein medizinisches »Inständnis« geben würde, das sich aus der Sympathie, der »Blutsverwandtschaft«, aller Dinge ergibt.

Was das Herzrasen anlangt, so führt auch dieses sprachgeschichtlich zu Grenzzuständen. Im Angelsächsischen bedeutet »raes« der Lauf, der Sprung, der Angriff und Ansturm, und »rasettan« ist das »Wüten«. Das Wort führt die indogermanische Wurzel »ras« mit sich, das so viel meint wie »wütend strömen«, Stromschnellen und dergleichen. Es ist denn auch nicht verwunderlich, daß ein Tag der rheinischen Fastnacht »Rosenmontag« heißt und daß Luther rasen für toben gebraucht hat als ein Außersichsein. Was schließlich »stolpern« anlangt und mit ihm das Herzstolpern, so ist das Wort mit dem schwedischen »stjälpa«, umfallen, hinstürzen, und mit dem schweizerischen »hülpen«, hinken, verwandt. Wenn das Herz stolpert, so stolpern auch wir selbst; es ist, als ob wir hinkten, als ob wir hinstürzen müßten.

In einer archetypischen Medizin lassen sich Herzrhythmusstörungen verstehen als Somatisierungen verschiedener *Weisen des Außersichseins*. Zumeist als Paroxysmen auftretend, sind sie emotionale Anfälle, die vorwiegend körperlich in Erscheinung treten, da ihnen ein anderer Platz versperrt ist. Was ansonsten Leidenschaft wäre, eine flattrige Angst, eine rasende Wut, eine seelische Ergriffenheit oder sonst eine emotionale Verrücktheit, die zu einem natürlichen Erleben gehörte, verwirklicht sich vorwiegend durch den Körper. Es ist, als ob wir zerfallen, zu einem Fall würden, wenn eine Aufregung in den Leib stürzt, um sich dort als ein Krankheitsbild zu äußern, dessen Herkunft oft nicht mehr recht festgestellt werden kann. Herzrhythmusstörungen können so recht surrealistisch anmuten; sie erfassen den Menschen als fremde »Spinnerei«.

Ganz den pathogenetischen Vorstellungen einer archetypischen Medizin entsprechend, scheinen sie um so eher aufzutreten, je mehr wir von *»Harmonievorstellungen«* besessen sind, ohne es recht zu wissen. Es ist, als ob sich Rhythmusstörungen besonders dann aufdrängten, wenn wir allzu selbstverständlich vom Glauben an eine harmonische Zusammengehörigkeit lebten; sie treten vor allem dann auf, wenn wir annehmen, daß über unserem Leben noch in ruhigem Gleichtakt ein mütterliches oder im Universum ein gütiges, väterliches Herz schlagen würde. Es ist, als ob besonders dort, wo wir wie allzu selbstverständlich einer Harmonieverpflichtetheit entsprechen wollen, etwas Fremdes einbräche, eine Disharmonie, die ein ganzes Welterleben in Frage stellt.

Eine oberflächliche Somatisierung des Außersichseins findet in der *Herzphobie* statt. Sie verläuft unter Anfällen von Herzrasen mit Blutdrucksteigerungen und verängstigtem Atmen. Die Patienten werden von Todesangst ergriffen, das Herz könne stillestehen. Nie aber werden sie bewußtlos, auch wenn der Zustand apokalyptisch erscheint und eine ganze Stunde dauern kann. Es ist ihnen, als ob sie ihr Herz im ganzen Körper schlagen hörten. Zutiefst verunsichert, kommen sie in den Intervallen oft kaum mehr aus der Befürchtung heraus, sie würden nächstens von einem neuen Anfall heimgesucht, der ihnen das Leben kosten könnte. Demnach halten sie sich am liebsten ganz nahe bei Ärzten auf, von denen sie eine lebensrettende Tat erwarten dürfen.

Die Herzphobie ist in zivilisierten Ländern ein ebenso häufiges wie wenig somatisiertes Leiden und wird demzufolge in der psychosomatischen Medizin abgehandelt. Diese findet sie vor allem bei Einzelkindern mit ambivalenten Beziehungen zu ihren Erziehern. Es seien darunter viele Waisen oder Halbwaisen, jüngste Söhne und Töchter, die auch noch später in mystischen Teilhaben lebten und aus Haßlieben nicht herauskämen. Es ist, als wollte ihr Herz wohl harmonisch im selben Takt mit den anderen schlagen und als suchten sie dies aus einem vorbewußten Anspruch auf Verwöhnung heraus. Es ist aber auch, als wollte etwas einen solchen dämmerhaften Urzustand durch einen Blitz zerreißen. Es ist, als sorgte die Natur dafür, daß eben dieses Maß durch Unmäßigkeiten zerstört wird:

Sie war ein herzliches, aufrichtiges, anhängliches und zuverlässiges Einzelkind mit einem rundlichen, hübschen Kindergesicht. Sie wußte zu lächeln, als ob das Herz der Welt Lieblichkeit wäre. Dabei hatte sie eine hohe, beinahe resolute Stimme, und ihre Herzlichkeit wurde gelegentlich recht laut. Mit ihren 20 Jahren war sie eigentlich noch ein Mädchen.

Es war im Anschluß an den Tod ihres krebskranken Schäferhundes, als ihre Herzanfälle begannen. Die Patientin hatte einen großen Teil ihrer Jugend mit ihm verlebt und war mit ihm wie mit einem Geschwister verbunden. Von Zeit zu Zeit überfiel sie ein plötzlicher Schreck; das Herz raste und stolperte. Es war ihr, als hätte es Löcher. Sie zitterte am ganzen Leib und schwitzte. Nach einer halben Stunde war der Anfall vorüber und hinterließ Erschöpfung und einen Ekel über sich selbst. Es war ihr jeweils, als ob eine ganze Welt zerschlagen würde, wenn ihr Herz aus dem Rhythmus geriet. Die Intervalle waren nicht frei von Auffälligkeiten: es überkamen sie Naschzwänge, eine dranghafte Lust auf Süßes, so daß sie immer rundlicher wurde, obwohl sie Fastentage einzuschalten versuchte; sie hielt sie nicht durch.

Die Patientin war am Ufer eines Schweizer Sees aufgewachsen, in einem alten Haus, das mit einem Garten ans Wasser grenzte. Alles war da wohlgeordnet und quasi heil, die wirtschaftlichen Verhältnisse wie das Leben mit Katze, Hund, Geflügel und Bäumen. Der Vater war ein etwas jovialer Viehhändler, mit dem es viel zu lachen gab, während die Mutter eine Ideologie der Selbstdisziplin predigte; bei ihr brach man nicht zusammen. So hat sich in der Patientin die Vorstellung eingewöhnt, daß alles seine Wohlgeratenheit besitzen müsse und sie mit allem ein Herz sein könnte.

Es war später Verschiedenes, womit die Natur versuchte, diese vorbewußte Annahme Lügen zu strafen: Vorgewitterstimmungen und Wetterstürze, wenn sie der Frost ankam, wenn sie von Todesfällen hörte oder Todesanzeigen las, in denen die Wendung »von uns gerissen« vorkam. Vor allem aber waren es seelische Regungen ihres Freundes, die eine Abkehr von ihr hätten beinhalten können. So wachte sie eifersüchtig über ihn, klammerte sich an ihn und strapazierte so seine Geduld. Es ist eher ein Wunder, daß ihre Eifersucht nicht das Gegenteil von dem bewirkt hat, was sie wollte, und daß der Freund sie heiratete.

Es war sowohl dessen Geduld und Verständnis wie der Psychotherapie zuzuschreiben, daß sich nach etwa drei Jahren die Anfälle verloren und die Patientin nachher beschwerdefrei blieb. Es ging in dieser vor allem um eine Aufwertung des menschlichen Außersichgeratens, um ein größeres Vertrauen in ihre vielfältigen »Hysterien« und um Einsichten in die nur relative Bedeutung einer »harmonia mundi«.

Im Verlauf der Therapie hat sich die Patientin zu einem Versuch in einem Laboratorium für experimentelle Schlaf- und Traumforschung zur Verfügung gestellt. Die Mitarbeit scheiterte jedoch an ihrer Schlaflosigkeit bzw. Angst. Die Umgebung erschien ihr da zu kalt, zu wissenschaftlich, so daß bereits nach einer Nacht das Experiment abgebrochen werden mußte. Immerhin hatte sie während des kurzen Schlafes einen *pathognomonischen Traum,* der für ein amplifizierendes Verständnis ihres Herzjagens bestens geeignet ist. Sie lag im Laborbett, halb Mensch, halb Ungeheuer. Da und dort hätte sie Schuppenhaut bedeckt, vor allem an Armen und Beinen, an denen Greiffüße aufgesetzt gewesen seien, womit sie sich am unteren Bettende habe festkrallen können. Bei diesem Anblick sei sie entsetzt aufgewacht. Die Tachykardie betrug 130 Schläge pro Minute.

Das Verständnis für den Traum setzt die Beschäftigung mit einem weitläufigen, höchst zwielichtigen Vogelgeschlecht voraus. Zunächst mag man da bei den *Harpyen* und verwandten Raubvögeln anfangen, nach Homer den »Göttinen des raffenden Sturmes und des Todes«, nach Hesiod Hybriden aus menschlichen Mädchen und Raubvögeln. Auch sie besaßen eine Panzerhaut und Krallenfüße, die sich wie ein Mechanismus automatisch um alles schlossen, was sie in den Griff bekamen. Besonders legendenhaft erscheinen sie in der Äneis: Hier wurden die flüchtenden Troer nach ihrer Niederlage an eine Insel verschlagen, wo sich ein ganzer Schwarm von Harpyen niedergelassen hatte, die diese als ihr Eigentum betrachteten. Stets blaß und grau vor Hunger, fielen sie wie ein Sturm aus heiterem Himmel über alle Nahrung her, die da je ein Mensch versuchte zu essen. Dazu vollführten sie ein mörderisches Geschrei, besudelten alles mit Unflat und hinterließen einen unerträglichen Gestank, wenn sie den Ort des Geschehens verließen; dieses war ein An- und Überfall, ein Geflatter, ein Rasen, ein Entsetzen.

Es gibt eine Reihe von Parallelen, die die Harpyen mit der erwähnten Patientin verbinden; nicht nur die Mädchenhaftigkeit, sondern auch die Bindung an die Nahrung, die hier Sicherheit und Schutz bedeutet, etwas, an dem man sich festhalten kann und das eine quasimystische Teilhabe an allem garantiert. Auch die Harpyen greifen ebenso zwangsläufig danach wie die Patientin nach dem Naschwerk. Sie können sie ebensowenig fahrenlassen wie diese, ohne in Angst und Wut zu geraten. Und während die Harpyen Gestank und Kot hinterlassen, bleibt der Patientin der Ekel.

Harpyen sind in vielem den *Sirenen* verwandt, an denen die Dichter ebenso eine besondere Anmut hervorheben, die Unwiderstehlichkeit ihres Gesangs und Flötenspiels wie ihre Unersättlichkeit. Auch sie sind zumeist geflügelt und tragen außer Mädchenköpfen Greiffüße, womit sie ihre Opfer umzubringen pflegen. Als Odysseus mit seinem Schiff an der Sireneninsel vorbeikam, habe man von den Verführten nur noch das abgenagte und ausgesogene bleiche Gebein am Ufer sehen können.

Sicher gehören auch die *Vampire und Nachzehrer* in den Kreis dieser Vogelfamilie, die zu allen Zeiten die ganze Erde zu bevölkern scheint. Auch sie sind meist blaß vor Hunger nach Blut, und an Stelle der Fingernägel besitzen sie Krallen. Auch sie sind von einer blutgierigen Anhänglichkeit zu ihren Opfern und vermögen bekanntlich nicht anders von ihnen ferngehalten zu werden, als daß man ihnen einen Pfahl durchs Herz treibt und sie so beerdigt.

Schließlich sind Harpyen, Sirenen und Vampire auch noch mit den *germanischen Walküren* verwandt, jenen Schlachtjungfrauen, die die Gefallenen vom Kampffeld wegtrugen, aber auch lähmendes Entsetzen über die Krieger verbreiteten. Sie sind eine Art Waldvögel, den Krähen ähnlich; aber auch ihnen zollt die Fantasie erotische Kraft. Sie sind bei den Wikingern nicht nur die Verkünderinnen des Todes, sondern dienten in Walhalla auch als »Odinsmädchen« beziehungsweise Huren. Sie hätten ihre Opfer auf den Gipfel der Ehre gebracht. Geschichtsschreiber bezeichnen sie als Nymphen oder als virgines silvestres, als Waldfrauen, die mit ihrer Schönheit in den Tod lockten. Stets aber war auch da ein Geflatter, ein Stürmen und ein Rausch mit dabei; es ist, als ob nichts Außergewöhnliches stattfinden könnte, ohne daß das Herz aus seinem maßvollen Takt gerät.

Das Thema von Harmonie und Zerrissenheit führt in der Amplifikation zu Orpheus und Pythagoras, waren doch beide durchdrungen vom Glauben an einen musikalischen Wohlklang im Sein, und traf doch beide in ihrer Weise das Schicksal plötzlicher Verwüstung. Nach der Überlieferung wurde der eine von Mänaden zerrissen, während man letzterem den Tempel in Flammen aufgehen ließ.

Orpheus war ein außergewöhnlicher Sänger und wußte alles mit seinem Spiel auf der Leier zu bestricken. Dadurch brachte er nicht nur Felsen dazu, sich von der Stelle zu rühren, er zähmte auch wilde

Tiere, die sich normalerweise gegenseitig auffraßen. Deswegen auch nahmen ihn die Argonauten auf ihre Reise mit; er verstand es, Meeresstürme durch seine Musik zu besänftigen und den tödlichen Gesang der Sirenen zu übertönen. Genealogisch betrachtet, war seine Gabe kein Wunder, hatte er doch Apollo, den Edlen, zum Vater und die Muse Kalliope, die »mit der schönen Stimme« also, zur Mutter, die gewöhnlich als Lyrikerin mit Schreibtafel und Griffel dargestellt wurde.

So sehr Orpheus überall, wo er hinkam, Harmonie herzustellen wußte, ein »liebendes Miteinander« sozusagen und die Kohärenz des Seins, so unvermeidlich traf ihn der Verlust seiner Gattin Eurydike. Dank seiner Musik gelang es ihm aber auch jetzt fast wieder, sie aus der Unterwelt zurückzuführen. Es wäre ihm gelungen, hätte er sich gegen eine Abmachung nicht noch einmal umgedreht, um zu sehen, ob sie ihm folge. Eine plötzliche Angst habe ihn überfallen, man hätte ihn betrogen. Der Schreck über das Geschehnis und die Enttäuschung trafen ihn folgenreich; auf jeden Fall mied er von da an die Frauen, zog sich in die griechischen Wälder zurück und wurde zum Mythos.

Hier führte er ein quasihomophiles, misogynes Leben, und er erscheint in altchristlichen Darstellungen als Christus und Guter Hirte. Es ist, als ob er nach seinem schicksalshaften Erlebnis den alten Glauben noch vollkommener hätte zum Ausdruck bringen wollen und als ob dadurch auch die Gefahr, die Aporie, noch bedrohlicher geworden wäre, in einer Katastrophe ein Ende zu finden. Die Natur sorgt grundsätzlich dafür, daß wir das Universum nicht mit einer Idylle verwechseln.

Orpheus wurde da zwar nicht von eifersüchtigen Harpyen heimgesucht und entschwand nicht als Beute eines Vampirs. Vielmehr haben ihn *Mänaden* zerrissen, Frauen also, die anläßlich eines dionysischen Festes außer sich geraten waren und vergewaltigend und mordend durch die thrakischen Wälder irrten. Ihr Name steht mit »Manie«, mit Verrücktheit also, in Verbindung, dank der sie wesensmäßig auch mit den Harpyen verwandt sind. Orpheus wurde also nicht nur vom »Körperlich-Naturhaften« ermordet, wie die Mythologen dies gerne vereinfachend haben wollen, sondern vor allem von dessen unberechenbaren Einfällen und Spontaneitäten.

Weil Orpheus mythologisch ist, ist er auch unsterblich; sein Schicksal ist ein allgemein menschliches, und der Konflikt von Harmonie und Verrücktheit trifft uns alle in dieser oder jener Weise. Es ist denn auch begreiflich, daß die Geschichte von Orpheus nicht eine Sage blieb, sondern zum religiösen Hauptgegenstand einer orphischen Sekte wurde. Diese *Orphik* ist auch eine Dionysosreligion, weil auch dieser von Mänaden zerrissen worden ist. Sie war einerseits fast pantheistisch, da sie zur Annahme neigte, alles sei aus Zeus' Herzen entstanden und werde von diesem am Leben erhalten. Die Orphiker schafften für sich den Polytheismus ab und setzten Zeus als einen Allgott ein, weil es ihnen ein Bedürfnis war, alles als zusammengehörig zu erleben. Anderseits waren die orphischen Mysterien blutrünstig und von der Erkenntnis getragen, daß zu aller Herzensharmonie auch alle Arten des Außersichseins gehören.

Ein später Orphiker war *Pythagoras,* denn wie Orpheus hat auch dieser Beziehungen zur Problematik des Maßvollen und mithin auch des Gleichtakts des Herzens. Auch für ihn besaß die *Leier,* die bekanntlich gerne herzförmig dargestellt wird, eine ganz besondere Bedeutung. Pythagoras hat gefunden, daß eine Tonleiter dann zustandekommt, wenn man bei gleicher Spannung die Länge der Saiten variiert. Diese Tatsache genügte ihm, um das ganze Universum nach bestimmten Proportionen maßvoll geordnet zu sehen. Er erdachte sich eine Weltharmonie und hörte eine für andere unhörbare Sphärenmusik, aus der letztlich Concordia, ein Zusammenklang, zu vernehmen war; er sah die Erde als eine Kugel im Weltall schweben und die Sonne und Planeten auf Schalenbahnen um diese kreisen.

Pythagoras, der in der zweiten Hälfte des sechsten Jahrhunderts v. Chr. unter anderem in Sizilien lebte, hat in Croton eine Art Orden gegründet, der seine Lehre von der Weltharmonie verbreitete. Alles Maßvolle ist da zur obersten Regel erhoben worden. Man lebte allgemein diätetisch, nach dem also, was einem bekam und zustand, einfach, »gesund«, was sittlich-religiöse Richtlinie und Selbstbeherrschung besaß.

Der Pythagoreismus machte sich jedoch auf der Insel allzu breit und wurde politisch so einflußreich, daß er auch seine Vernichtung heraufbeschwor; der Tempel des Meisters wurde eines Tages angezündet und verbrannte. Es ist, als hätte so viel Harmonie gar nicht sein dürfen, ohne das Feuer einer Leidenschaft heraufzubeschwören, in dem sie verlodern mußte.

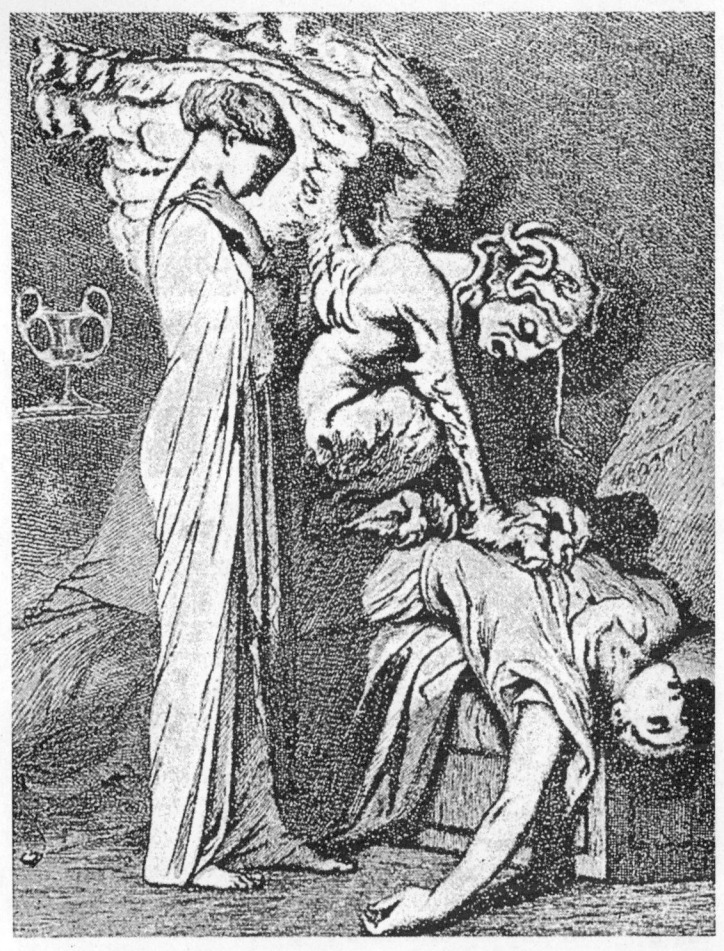

Die schöne Méroé als Komplizin der Vampire. Illustration aus »Smarra oder der Dämon der Nacht« von Charles Nodier.

Wo das Außer-sich-Sein gerade noch als harmlose oder lebensgefährliche Rhythmusstörung des Herzens stattfindet, führen archetypisch-medizinische Assoziationen zu jenem mythischen Vogelgeschlecht, das sich in der Überlieferung ebenso durch Anmut wie durch seine schreckenverbreitende Hysterie auszeichnet.

Magersucht

Der lebendigen Natur eignet ein Wesenszug, der nur scheinbar ausschließlich beim Menschen auftritt, bei diesem allerdings in ganz besonderer, manchmal ans Groteske grenzender Art; man könnte ihn einen »*asketischen Instinkt*« nennen, der sich gegen eine Reihe natürlicher Bedürfnisse richte, gegen den Hunger beispielsweise, den Sozialisierungstrieb und das Besitzen, gegen sexuelle Begehrlichkeit und eogistische Verwöhnung, gegen Faulheit und Sprechlust; er stellt sich gegen die Materialität ganz allgemein dort, wo diese im Runden und Schweren oder gar unter dem Bild des Amorphen in Erscheinung tritt. Wo immer der asketische Wesenszug sichtbar wird, wirkt er sich allgemein aus und trägt unter normalen Bedingungen dazu bei, die Konturen des Menschen zu erhalten.

Der Begriff »*Askese*« bedeutet ursprünglich »Übung«, »Exercitium«, die Vorbereitung der griechischen Athleten auf die Kampfspiele durch enthaltsame Lebensweise und körperliches Training. Er wurde später von den pythagoreischen, zynischen und stoischen Philosophen übernommen und für diese ein Wesenszug des Lebendigen. Die natürlichen asketischen Instinkte begannen im menschlichen Verhalten eine immer größere Rolle zu spielen. Man legte ihnen mehr und mehr ethische Bedeutung bei als eine Kraft zur Überwindung von Untugenden und Lastern. Das Gefühl des Menschen für sich selbst wurde zwiespältiger. Etwas Dualistisches scheint von ihm mehr als früher Besitz ergriffen zu haben, und die Körperlichkeit, gegen die sich die asketischen Instinkte richten, wurde oft zum Gegenstand des Abscheus, »zum Gefängnis der Seele«, zu einer Art Schlamm und Unrat, woraus sich zu befreien eine der vornehmsten Tugenden des Menschen wurde. Der Mythos von der Befreiung aus dem Leib zeigt sich unter sich wandelnden Vorstellungen durch die ganze christlich-abendländische Geschichte. Oder wie Ludwig Tieck es in romantische Worte kleidete: »Wie ein freigemachter Vogel soll die Seele in den reinen, blauen Himmel der Wahrheit und Unschuld hineinflattern, um in klarem Licht zu schwimmen.« Diese Vision versteht sich als urtümliches Bedürfnis durchaus, besonders wenn der Mensch unter seiner Fettleibigkeit stöhnt und an seiner zügellosen Freßsucht verzweifelt, wenn er durch seine Geilheit sein Ansehen ruiniert, infolge seines

Dranges zur Masturbation an den Rand des Selbstmordes getrieben wird, oder wenn das schlechte Gewissen an ihm nagt, weil er aus unwiderstehlicher Faulheit seine Arbeit vernachlässigt. Dann mag ihm jener Aufenthalt »im blauen Himmel der Wahrheit und Unschuld« als das Höchste und Erstrebenswerteste erscheinen, wo das Sein sozusagen zum reinen Geist wird.

Die Geschichte des asketischen Verhaltens fügt sich an eine Ära, deren Ethik wesentlich anders gewesen zu sein scheint; denn in einer weit über hunderttausend Jahre dauernden *Steinzeit* scheint eine an Fülle und Schwere kaum mehr zu überbietende *Muttergottheit* im Mittelpunkt des religiösen Denkens gestanden zu haben. An ihr verehrte man gerade das, was später von einer asketischeren Ethik abgewertet worden ist. Von Sibirien bis zu den Pyrenäen, also auch im heutigen mitteleuropäischen Raum, lassen sich die kultischen Steinfiguren dieser fettsüchtigen Gottheit finden, und einmal mehr ist erstaunlich, daß dieser Gegenstand der Anbetung und das Weltbild, von dem er zeugt, ihre Verbreitung nicht durch Wanderung der Stämme und Völker gefunden hat, sondern überall sozusagen autochthon aus der Erde gewachsen ist. Die allgemeine Verehrung einer *Erdmutter* unterscheidet sich also grundsätzlich nicht von jener anderer urbildlicher Prinzipien innerhalb des Ausbreitungsbereiches des Menschen auf der Erde, zum Beispiel derjenigen eines kranken, leidenden Gottes.

Aussehen beziehungsweise Gestalt dieser urmütterlichen oder urweiblichen Kultfiguren grenzen oft ans Groteske: Der Rumpf ist extrem füllig und schwer, die Gesäßgegend zu gewaltigen Fettsteißen (Steatopygie) ausgebildet; dies weist wohl darauf hin, daß dem Essen und dem »Besitz« eine ganz besondere Verehrung zugekommen ist. Zumeist wirken sie auch schwanger und verkünden dadurch eine besondere Wertschätzung von Fortpflanzung und Fruchtbarkeit. Der Kopf hingegen ist oft sehr klein und weist so wohl auf eine Geringschätzung des geistigen Lebens hin; die an den Körper angewinkelten oder mit diesem gar verschmolzenen Arme, ebenso wie die in winzige Füße auslaufenden, kaum voneinander getrennten Beine, vermitteln den Eindruck lastender Schwere, Unbeweglichkeit, ja geradezu Lähmung. Die Brüste strotzen von Fülligkeit, und die Genitalgegend ist fast immer durch eine besonders markante Hervorhebung der Schambehaarung, der Schamlippen oder der Genitalöffnung gekennzeichnet und kündet dadurch von einer exquisiten Bedeutung der Sexualität. Alle diese in den steinzeitlichen weiblichen Kultfiguren verehrten biologischen Instinkte scheinen nun später unter eine unterschiedlich weitgehende Tabuisierung geraten zu sein; durch eine langsame Überhandnahme eines asketischen Selbstgefühls wurde der Stagnation, dem unhistorischen Charakter der megalithischen Welt ein Ende bereitet.

In der *Anorexie* nun, der *Magersucht,* ergreift jener asketische Instinkt in oft absurd übersteigerter Intensität vom Menschen Besitz, und stets wirkt er sich ganzheitlich aus, das heißt, alle die in einer Vorzeit zusammen verehrten biologischen Triebhaftigkeiten fallen auch als Gesamt der Einschränkung anheim. So wird verständlich, weswegen das klinische Bild, beziehungsweise die wiederkehrende, verhältnismäßig typische Lebensweise der Magersüchtigen, in vielen Zügen – wenn auch übersteigert – jener *Ethik* entsprechen wird, die in den *neuplatonischen Philosophien und im Christentum* idealisiert wurde. Beide halten die gleiche Biologie in Schranken.

Der Begriff »Magersucht« ist demnach eigentlich falsch, da nicht nur die Nahrungsaufnahme eingeschränkt ist, sondern andere biologische Bedürfnisse auch. Die Tabuisierung des Essens ist nur eine – wenn auch die gefährlichste – Praktik unter den verschiedenen asketischen Praktiken. Das anorektische Geschehen richtet sich vielmehr auf ein Ziel hin, das in der obenerwähnten Vergeistigung, Leidlosigkeit und Schwerelosigkeit liegt und das nur durch Ausmergelung des Körpers erreicht werden kann.

Es ist sicher falsch, wenn wir die Entwicklung der pythagoreischen, neuplatonischen und christlichen Ethik von den Einfällen abhängig machen würden, die ein paar Philosophen und Kirchenväter gehabt haben, und vom entschlossenen Willen derselben, diesen ihren Vorstellungen von einem rechtmäßigen Leben Nachachtung zu verschaffen. Im nachantiken Äon kam nur ein anorektisches Prinzip zum Tragen, das in jenen philosophischen und religiösen Repräsentanten seine besonders markante Form gefunden hat. Unrichtig wäre auch zu behaupten, die Kirche sei die Schöpferin des Abendlandes; auch sie ist unter anderem eine Manifestation des anorektischen Triebes, dank dem sie Wesentliches zur Veränderung des Menschen beigetragen hat.

Magersucht, beziehungsweise der unfreiwillige Asketismus, ist ein Syndrom von unterschiedlichem Ausmaß. Wie andere Krankheitsbilder, sucht auch sie sich verschiedene »Gründe«, um sich zu verwirklichen, von der oberflächlichen Enttäuschtheit bis zu schweren psychotischen Störungen des Fermentstoffwechsels; auch sie scheint nicht verstehbar zu sein, ohne daß man sie in eine Beziehung zu ihrem Gegenteil setzt. Es ist, als ob es gerade das Zerwürfnis mit biologischen Überansprüchen wäre, das ihr zu ihrer so körperhaften Existenz verhülfe.

Magersucht fällt gelegentlich erschreckend auf; sehr oft aber wird sie kaum wahrgenommen und intrigiert dann nicht nur die Patientinnen selbst – und um solche handelt es sich zumeist –, sondern auch deren Umgebung in hartnäckigster Weise. Die *Eßgewohnheiten* sind für den Ungeübten voll seltsamer Rätsel. Zutiefst entschlossen, nichts zu sich zu nehmen, können die Magersüchtigen heißhungrig enorme Mengen von Speisen in sich hineinschlingen, um sie nachher wieder zu erbrechen. Da sie sich von der Umgebung dauernd beobachtet fühlen, weil diese dem Gewichtszerfall nicht tatenlos zusehen kann, verfügen sie über viele Möglichkeiten der Tarnung in Form von Lügen, Versteckspielen, Versprechungen und anderen Manövern. Wenn sie schon essen, dann suchen sie sich Kalorienarmes, Nährwertloses, das, was ohne Druckgefühl im Körper versinkt und von dem keinerlei Gewichtszunahme erwartet werden muß. Sie vermeiden insbesondere Fett, weil sich dieses für sie mit allem Amorphen, mit *steatopygischer Unförmigkeit* und schwitzender, stinkender Schwere verbindet. Sie bevorzugen hingegen Zitronen, grüne Äpfel und ähnliche »Unnahrung«.

Magersüchtige ziehen es oft vor, allein zu essen. Sie haben einen Hang zur *Einsamkeit*, ohne darunter zu leiden, wodurch sich ihr Asketismus auch eremitisch zeigt. Sie haben demzufolge auch kaum die Absicht, bei einer Mahlzeit mit anderen warm zu werden. Ein gemeinsames Essen vollzieht sich vielmehr über säuerlichen Salaten und ähnlichem, wobei das Gespräch jedoch oft besonders anregend oder aber borniert und fanatisch sein kann. Der Mahlzeit entsteigen für gewöhnlich wenig wärmende Gefühle, wie solche sich sonst über den weltlichen Kultmahlen bei Fleisch, Fett und Alkoholika zu ergeben pflegen. Solche Erfahrungen sind für Anorektiker bald einmal abstoßend, denn das Allzumenschliche und Intime widert sie gerne an. Sie sind gegen die Materialität des Lebens durch Ekelgefühle abgesichert, die bei ihnen weit schneller anspringen als bei den

Nichtmagersüchtigen. Es ist ihnen demzufolge ein häufiges Bedürfnis, das, was sie gegessen haben, durch künstliches Erbrechen wieder von sich zu geben. Sie versuchen sich sozusagen oberhalb ihrer Ekelgefühle zu halten, was notwendigerweise zu einer Art Entmaterialisierung führen muß. Um einer Gewichtszunahme zu entgehen und mit ihr einer steatopygischen Allzumenschlichkeit, verbrauchen sie auch große Mengen von Abführmitteln oder gar von wassertreibenden Substanzen: So steuern sie auch durch ein vermehrtes Unter-sich-Lassen einer »Gewichtigkeitszunahme«, die zu nichts anderem führt als zu mehr Gedränge und Reibungen, in keiner Weise aber zu jener Schwerelosigkeit und Geisthaftigkeit, die sie so beinahe schlafwandlerisch anstreben.

Auch das *Bewegungsbedürfnis* unterliegt der Dominanz des asketischen Instinktes. Magersüchtige meiden die Faulheit, oft auch den Schlaf und machen lange Spaziergänge, obschon man meinen sollte, der ausgemergelte Körper vermöge sie nicht mehr weiter als bis zur Haustüre zu tragen. Zumeist liegt darin aber nicht die Absicht, an Gewicht zu verlieren, sondern es wird jener innere, unheimliche Drang spürbar, nicht der Trägheit, der Schwerkraft der Erde zu verfallen. Sollten sie zudem noch Appetitzügler benutzen, so unterstützen solche Medikamente den asketischen Drang auch in dieser Hinsicht. Denn es gibt kaum solche Anorectica, die nicht auch die motorische Aktivität steigern würden. Sie sind stets auch allgemeine »Ascetica«. So vollziehen Magersüchtige hinsichtlich ihrer tiefen Ablehnung von Ruhe und Materialität christliche und vorchristliche Praktiken nach, die besonders bei Eremiten und Klosterleuten üblich waren. Auch diese scheinen gelegentlich »Ascetica« benutzt zu haben. Agrippa von Nettesheim berichtet zum Beispiel in seinem Werk »Von der Wiederbelebung der Toten, sowie dem ungewöhnlich langen Schlafen und Hungern« von Kräutern, die, in kleinsten Dosen eingenommen, langes Hungern ermöglichen. Er führt Niklaus von der Flüe an und Elias, von dem es allerdings auch heißt, daß er in der Wildnis von Raben ernährt worden sei, die ihm Brot und andere notwendige Lebensmittel gebracht hätten. Schließlich kommt die christliche Tugendhaftigkeit bei den Magersüchtigen auch noch dadurch zum Ausdruck, daß sie ihre Rastlosigkeit für altruistische Dienste einsetzen. Oft sind sie für andere unterwegs, und nicht ungern sind sie damit beschäftigt, für andere zu kochen.

Die Entmaterialisierung, jener Prozeß also, der die Anorektiker von allen Aspekten der Erdmutterhaftigkeit wegführt, wird aber nicht nur in der Ausmergelung des Körpers sichtbar; sie zeigt sich auch noch versteckter. Der energetische Grundumsatz sinkt, die Körpertemperatur fällt, Herz und Atmung gehen langsamer, der Blutdruck sinkt ab. Die so weitgehend reduzierten Lebensvorgänge gehen aber nicht mit einem besonderen Leiden einher, sondern mögen sich ganz im Gegenteil mit einer Art triumphierender *Heiterkeit* verbinden; sie zeugen so in verwunderlicher Weise davon, wie sehr in den Lebewesen ein gigantischer Trotz haust, eine Götter und Natur herausfordernde Verneinung, die nur im Menschen solch heiligenhafte Formen anzunehmen scheint. Der Trieb ist terroristisch und seine Befriedigung der Untergang von allem Materiellen und Ungeistigen. Auch heute noch sterben etwa 20 % der Anorektikerinnen, nachdem sie den Himmel »rein und blau« erfahren und von dessen Leidlosigkeit in ihrer Lebensverneinung gekostet haben.

Aber rein ist die Genugtuung nie. Sie wird durchbrochen von Übellaunigkeit, vom Gefühl, im Leeren zu stehen, von Enttäuschungen und quälenden Fragen, von Unzufriedenheit und Zweifeln und vor allem von *Ansprüchen* verschiedenster Art. Ja, gerade diese scheinen es zu sein, die die Magersucht beziehungsweise die Askese hervorrufen und unterhalten. Es gibt keine Askese, ohne daß sie nicht mit Gefräßigkeit, ja mit Gier ganz allgemein, in einer unheimlichen Beziehung stehen würde. Es ist, als ob diese Verneinungen in die Körperlichkeit zwängen. Für diese Ansprüche sind auch Erpressungen recht. Magersüchtige drangsalieren ihre Umgebung und vor allem jene Menschen natürlich, an die sie emotional gebunden sind, die Eltern beispielsweise, den Ehepartner, den Arzt. Es ist, als ob sie von Erwartungen und Wünschen getrieben würden, für die sie letztlich kaum Worte fänden. Sie beschuldigen Umstände und Menschen so, daß man anfangs gerne annimmt, sie hätten recht. Mit der Zeit aber erlahmt dieser Glaube, weil die Erwartungen etwas Süchtiges an sich haben.
So bleibt das asketische Ideal stets verfilzt mit seinem Gegenteil, mit einem gigantischen Anspruch, einem *Riesenhunger* nach etwas Unaussprechlichem. Nicht nur findet dieser, die sonstige Selbstlosigkeit in krasser Weise brüskierend, seinen Weg in einen aufsässigen Egoismus, in ein mieses Lauern nach Vorteilen, in eine narzißtische Egozentrik, sondern auch in die beschriebenen Eßgewohnheiten.

Die Anorektikerinnen geben immer wieder Anlaß zur Verwunderung, wie unerwartet sie Eßwaren mit Heißhunger verzehren und wie erfinderisch sie das Versteckspielen mit den Menschen handhaben, die ihnen zu einer vernünftigen Ernährung verhelfen wollen. Auch die Betriebsamkeit wird auf lange Sicht von einem seltsamen Gehen an Ort zunichte gemacht. Es ändert sich kaum etwas im Leben der Magersüchtigen, außer den Umtrieben, die sie um dieses stabile Nichts machen. Es gibt da kaum eine Entwicklung oder fundamentale Veränderung; ihre Gedankenwelt bleibt irgendwie starr und unbeweglich, monoton gleichförmig oder unbeugsam fanatisch. Veränderungen spielen sich nur an der Oberfläche ab, und die Schwere, die sie so dranghaft fliehen, holt sie in Form einer »ewigen« Monotonie wieder ein. Obschon sie mit Abführmitteln dafür sorgen, daß sie unentwegt alles, was sie zu sich nehmen, auch wieder von sich geben, halten sie zurück und sitzen geizig auf allem, was sie haben.

Die Paradoxien im anorektischen Asketismus betreffen schließlich auch die *sexuelle Enthaltsamkeit und Keuschheit*. Magersüchtige sprechen kaum von der Sexualität, so wie sie das Thema der Ernährung umgehen. Sie sprechen höchstens von den Sorgen, die sie mit ihren Partnern haben. Die Geschlechtlichkeit kann in einem solchen Maße vergessen werden, daß sie sozusagen inexistent wird, in die Zeit vor der ersten Regelblutung zurückfällt oder nie über diese hinauskommt: Die Menstruation verschwindet oder setzt gar nie ein. Die Sexualität bleibt im Bann von Jungfräulichkeit beziehungsweise Mädchenhaftigkeit. Aber auch diese Keuschheit und Züchtigkeit kann oft in obszöner Weise durch zügellose Wünsche und Praktiken verzerrt werden. Die Anorektikerinnen geben sich so, wie man sich früher gelegentlich Klosterfrauen vorgestellt hat, als »Hure« und »Nonne« fast bedeutungsgleiche Begriffe waren.
In den Städten des fränkischen Reiches beispielsweise und in der Lombardei sollen sich ausgerechnet Pilgerinnen und Wallfahrerinnen einer *Venus vulgivaga,* einer überall herumschweifenden Liebesgöttin, verschrieben haben. Und mit dem Aufkommen der christlichen Kreuzzugsheere im 11. Jahrhundert fuhren im Troß eine große Menge Dirnen mit. Im Mittelalter waren diese schließlich bei allen wesentlichen Veranstaltungen zugegen, bei Krönungen, Turnieren und Reichstagen. Besonders stark war die Frequentierung

der Stadt Konstanz anläßlich des Konzils. Als das Dirnentum dann strengeren Reglementierungen unterworfen wurde, beklagten sich die kasernierten Huren energisch wegen der Schmutzkonkurrenz in den Nonnenklöstern. Die Pfarrköchin wurde wie von selbst als »Concubina sacerdotalis« betrachtet und der Hure gleichgesetzt.

Je weiter man allerdings in der Geschichte zurückgeht, um so angesehener scheinen Nymphomanie und Prostitution veranschlagt worden zu sein. Im Alten Testament beispielsweise sind die Huren und Hurenkinder Ausgangspunkte der Prophetie und der künftigen Errettung. Jephta, der Retter, ist der Sohn einer »Buhlerin« wie Jerobeam; und nach antiker Meinung bedeutet *»Hure«* auch so etwas wie Glück und verbindet sich mit der Vorstellung von Fruchtbarkeit, Wohlstand und Gedeihen. Schließlich verliert sich der Begriff in den Religionen der prähistorischen Welt, wo »Hure« eigentlich eine *Vegetationsdämonin* ist. Aus jener Zeit scheint in Süddeutschland die Gewohnheit zu stammen, die Kornmuhme bis in die Neuzeit hinein »alte Hure« zu nennen.

So sehr sich in der Magersucht ein Trieb zur allgemeinen Askese verabsolutieren will, so sehr ist er mit biologischen Urbedürfnissen verstrickt, die allesamt jenen Wesenszügen gleichen, die man einer erdhaften, steinzeitlichen Urmutter zuzuschreiben pflegt; und so sehr in Diagnostik und Therapie Bewußtsein und Wertschätzung für das Asketische geschaffen werden müssen, so sehr gilt dies für die Anspruchsfülle und deren Symbolik.

Jene »Erdmutter« erscheint nun nicht nur in der mitteleuropäischen Vorstellung, sondern überall auch als *Kröte*. Wir begegnen ihr heute zwar verhältnismäßig selten, ihr Bedeutungsgehalt jedoch ist nach wie vor wie derjenige der Schlangen in unheimlicher und oft grotesker Weise wirksam. Weshalb sollten wir uns vor Kröten fürchten, weswegen sollte es uns vor ihnen ekeln, und weswegen ekelt es ganz besonders Magersüchtige vor ihnen und damit vor allem, was zum Plumpen, Schleimigen, Formlosen und Fetten neigt? Die Frage scheint nur beantwortbar zu sein, wenn wir uns vergegenwärtigen, in welchem Ausmaß in uns die asketischen Triebe wirksam geworden sind und mit Ekel, Angst und Entsetzen eine wesentlich urtümlichere Welt in Schach halten. Kröten galten als ungewöhnlich gefräßig, nicht zuletzt wegen ihres breiten Maules und ihrer klebrigen Zunge, womit sie Insekten, kleine Lurchtiere und anderes mehr gierig aufschnappen. Alles Hexenhafte verwandelte sich nach alten Mären gerne in Kröten, nahm als solche an schwarzen Sabbaten teil oder saugte den Kühen in den Ställen die Milch aus den Eutern.

Hungrig wurde die Kröte ungebärdig, und als *Gebärmutter* war sie ein lebendes, selbständiges Wesen. Als solche verlangte sie nach einem befriedigenden Geschlechtsleben, ansonsten sie zu einem penisbegierigen Untier wurde, das unruhevoll im Körper auf und ab stieg. Die »Bärmutter« verursachte dabei die verschiedensten körperlichen Beschwerden, insbesondere im Bauch. In den Darmgeräuschen hörte man sie »gurren«, und unter der Bauchdecke ließen sich ihre Bewegungen deutlich verfolgen. Ihr pervertiertes Benehmen mußte zur Erklärung von Hysterieformen (Hysteros = Gebärmutter) und aller Art körperlichen Krankseins herhalten. Das abergläubische Konzept findet im Verhalten der Anorektikerinnen eine Art Bestätigung; es ist, als ob diese noch heute nach ihm denken und fühlen würden. Magersüchtige betreiben bekanntlich eine ganz besonders hypochondrische Beobachtung all jener Vorgänge, die sich in ihrem Bauch und Magen abspielen. Sie fühlen sich bereits übersättigt, wenn sie objektiv gesehen noch lange keinen Grund dazu hätten. Alle Empfindungen im Bauch nehmen sie sehr rasch als ekelerregend wahr; sie verhalten sich gerne so, als ob sie sich mit ihren *Bauchorganen* nicht abfinden könnten, in denen so viel Vegetatives stattfindet und die mehr als alle anderen Organbereiche einer Welt nahestehen, wo Lurche zu Hause sind. Noch immer gehen für sie da Bufoniden um, amorphes Getier, gefräßig und geil, eine klare, spirituelle Welt unterhöhlend und in Frage stellend.

Es zeugt von psychologischer Weisheit, daß man namentlich in der Schweiz Kröten geradezu als *Hausgeister* hielt. Es war eine Art tiefsinniges Arrangement mit Verpöntem. Sie lebten in den Kellern und wurden täglich mit einigen Tropfen Milch oder Milchschaum aus einem silbernen Löffel ernährt. So lebten sie bis zu zwanzig Jahren im selben Haus, und es geht die Sage, sie hätten während dieser Zeit dafür gesorgt, daß im Haus Wohlergehen und Geld nie ausgingen.

Allenthalben stoßen wir auch in den Sagen und Märchen auf die Notwendigkeit, den Kröten eine liebenswürdige und wohlwollende Einstellung entgegenzubringen; sie bergen hinter ihrer Häßlichkeit und Plumpheit, ihrem platten, ungelenken Gehopse und ihrem blöden Glotzen segensreiche Vegetationsdämonie. Oft verlangen sie einen oder drei Küsse, um aus ihrem geschmähten Dasein *erlöst* zu werden, etwas, was, symbolisch verstanden, bei Magersüchtigen geradezu eine heilsame Konversion bedeuten würde. Diese verharren jedoch nicht selten lebenslänglich in einer nicht umzustimmenden, asketischen Haltung all jenem gegenüber, was im Symbolismus der Kröte so unmittelbar ansprechend in Erscheinung tritt.

Rheumatische Gelenkversteifungen

Mit Beweglichkeit und Starre bleibt die Natur ein tiefsinniges Spiel. Es ist, als ob sie die Prinzipien in kühner Weise mischte und Gestalten hervorgehen ließe, die immer noch mannigfaltigere Beweise ihrer Fantasie abzugeben hätten. Es ist, als ob sie mit Vergnügen ihre eigenen Werke tanzen, gestikulieren, rennen, erstarren und verkrüppeln sehen möchte. Es ist, als ob sie ihren Kreaturen die Knochen brechen und die Brüche zu Gelenken umfunktionieren wollte, wenn sie daran sind, zu »verknöchern«; und es ist, als ob sie dort, wo die Beweglichkeit zur Raserei wird, Sturheit einfügte.

Diese Vorstellungen sind keineswegs neu, und das Bild des mystischen Verschlungenseins von Bewegung und Starre scheint bereits das Denken der vorchristlichen Ära beschäftigt zu haben. Vor allem ist es das hinduistische Pantheon, wo solche Visionen Gestalt angenommen haben. Erinnert sei da insbesondere an alle jene Götter, die wie Shiva beispielsweise in einem flackernden Flammenkreis auf einem ausgestreckten, starren Leichnam vielgliedrig und vielgelenkig tanzen; zumeist besitzen auch gerade sie die Kraft über Zerstörung und Heilung, über die Fähigkeit, zu brechen und stark zu machen.

Sprachgeschichtlich findet sich in aller Gelenkigkeit die indogermanische Wurzel »*kleng*«, biegen, winden. Nicht unschwer herauszuhören, haftet an ihr etwas Lautmalerisches, das sich in den »Gliedern« einer Kette wiederfindet und im Lateinischen »cingere«, mit einer Kette umgürten. Zum Deutschen hin erscheint sie im mittelhochdeutschen »Gelenke«, was ursprünglich den biegsamen Teil zwischen Rippe und Becken bedeutet hat. Es scheint also, als ob die Sprachwurzel vorerst zur Bezeichnung des Hüftgelenkes benutzt worden wäre, für die Lende, die »Flanke«. »Lanke« bedeutete im Mittelhochdeutschen wie »lanca« im Althochdeutschen die Hüfte. »Kleng« steckt aber auch in »lenken«, womit die Gelenkigkeit etwas Gesteuertes bekommt, etwas einer Freiheit Unterstelltes.

Anderseits findet sich in aller Versteifung und demnach auch in der Gelenkversteifung die Wurzel »*stip*«, was ursprünglich wohl »steif«, aber auch »Stange« und »Stecken« gemeint hat. Im Mittelhochdeutschen gerät sie in »stif«, in »steif« also und »starr«, aber auch in

»stattlich«. Im Altnordischen bedeutet »stifr« unbeugsam, etwas, was im Deutschen »Stift« als einer unabhängigen Gründung wiedererscheint. »stip« findet sich auch im Lateinischen »stipes«, was soviel meint wie »Stamm«, etwas von höchster Beharrlichkeit. Alles also, was sich von »stip« ableiten läßt, ist so nicht nur unbeweglich, sondern auch standhaft. Gehen wir von der »Starre« aus und mit ihr von der Starre des verknöcherten Gelenkes, dann wird dies noch greifbarer. In »starr« ist die Wurzel »ster«, das Steifsein; sie gestaltet sich im Gotischen zu »staurran«, widerspenstig sei, und im Deutschen zu »störrisch«, »stark, stieren und stur«. Daß sie auch in »sterben« steckt, ist wohl dem Umstand zu verdanken, daß der Moribunde beziehungsweise Verstorbene der Totenstarre verfällt und stur in die Gegend stiert. Schließlich findet sich die Wurzel auch noch in »Storren«, dem Baumstrunk, womit das Element der Unbeugsamkeit und Standhaftigkeit noch einmal mehr zur Darstellung gelangt.

Die Beschäftigung mit der Etymologie führt also zur Ahnung, daß aller rheumatische Verlust an Gelenkigkeit eigentlich auch eine Zunahme an Standhaftigkeit meinen könnte. Es ist, als ob die Natur versuchte, eine allzu bereitwillige, gliederpuppenhafte Beweglichkeit und damit eine Neigung zum hampelmännischen Selbstverlust zu verhindern.

Sofern es in der Disposition liegt, daß Gelenke versteifen müssen, dann dürfte dafür der *chronische Gelenkrheumatismus,* die Polyarthritis rheumatica, etwas vom Geeignetsten sein. Die Krankheit schleicht sich am häufigsten zwischen dem 20. und 45. Lebensjahr ein, nachdem kurze oder lange Zeiten besonders »gelenkiger« Leistungen in körperlicher und seelischer Hinsicht vorausgegangen sein mögen. Ein Zwang zur Arbeit, zur sportlichen Verausgabung, zu exzessivem Tanzen und dergleichen mehr, kann die Patienten während Jahren recht eigentlich besessen haben, bis sich die ersten Symptome zeigen. Die Materialisierung der Widerspenstigkeit findet sozusagen im geheimen statt; dann und wann mögen sich leichte Fieber einstellen, ein Krankheitsgefühl, Schwäche und Müdigkeit. Die Patienten können an unerklärlicher Nervosität und Reizbarkeit oder an unbestimmten Melancholien leiden. Unter Umständen ist die so einziehende Beschwerlichkeit mit lokalen Symptomen verbunden, mit vorübergehenden Gelenkschwellungen, vagen Mißempfindungen in Händen und Armen und dergleichen mehr, und eine diagnostische Bewertung mag da oft schwierig sein. Schließlich aber dürfte die Krankheit mit morgendlicher Steifheit und Schmerzen besonders in den oberen Extremitäten unmißverständlich zu Tage treten. Insbesondere die stammfernen Gelenke sind überwärmt, geschwollen und oft gerötet; der Schmerz erstreckt sich auch auf die Muskulatur. Das Leiden ist meistens symmetrisch und wandert von den peripheren, kleinen zu den proximalen, großen Gelenken. Es ist, als wiederholte sich der schleichende zeitliche Verlauf vom Vagen zum Bestimmten auch im Räumlichen, vom Kleinen zum Großen. Die Erkrankung verläuft schubweise und führt zu den bekannten Deformationen der Gelenke; diese bleiben schließlich aufgetrieben und starr; die Gelenkflächen werden zerstört, und die Knochen können knöchern aneinanderwachsen, so daß die Artikulation zu einem endgültig starren Gebilde wird. Erinnert sei an die rheumatisch entstellten Hände, an denen die Finger wie Bajonette aufgesetzt und nach der ulnaren Seite hin abgefächert sind, während die Endglieder überstreckt und zweckwidrig ins Leere stehen und der Handrücken eingesunken ist. Wegen der Unbeweglichkeit bilden sich die Muskeln in der Gelenksgegend zurück, und die Haut darüber wird gerne papierdünn.

Der Verlauf der Krankheit ist ausgesprochen chronisch. Die Versteifungen nehmen schubweise zu, wenn das Leiden auch zu jeder Zeit zum Stillstand kommen kann. Es ist, als hätte sich die Natur ein bestimmtes Ausmaß an Deformation vorgenommen; ist dieses einmal erreicht, dann treten die Schmerzen in den Hintergrund oder verschwinden ganz. Auch der Materialisierungsprozeß der Unbewegtheit intendiert eine begrenzte Tiefe und ist nicht zufällig zeitlich festgelegt. So verhält sich der chronische Gelenkrheumatismus nicht anders als alle anderen Leiden, die über den Menschen verhängt sind.

Nicht selten führt der Krankheitsverlauf bei zunehmender Verkrüppelung über Jahrzehnte hinweg zum Tod. Die Endzustände sind erbarmenswürdig und geeignet, wilde Protestgefühle gegen die Zumutungen des Lebens zu wecken, wenn auch zumeist nur beim Außenstehenden. Denn Polyarthriker sind oft sehr geduldig, klagen wenig und steuern nicht selten mit einem heiligenmäßigen Trotz durch ihr leidgeprüftes Leben. Wenn man davon ausgeht, daß die Natur ebenso eifersüchtig wie gnädig über der Sterblichkeit des

Menschen wacht, dann hat sie in der Polyarthritis eine Erfindung gemacht, die dieser Absicht aber nur scheinbar auf das menschenunwürdigste Nachachtung verschafft. Wie sie nämlich der hysterischen Qual die »belle indifférence« beigegeben hat und uns im unerträglichen Schmerz das Bewußtsein verlieren läßt, um eine gewisse Zumutbarkeit zu erhalten, so hat sie dem chronischen Gelenkrheumatismus eine legendäre Gleichgültigkeit beigefügt.

Was uns aus einem beinahe unübersehbaren Meer von Dispositionen erreicht, ist der Konflikt, der sich aus einer vielgestaltigen *Fügsamkeit* – wobei das Wort »Gelenkfuge« anklingen mag – und einer Unbewegtheit ergibt. Wie immer die chronischen Gelenkrheumatiker untersucht werden mögen, fast immer kommt ein ähnliches Bild zustande: sie scheinen unermüdlich tätig zu sein; sie plagen sich übergewissenhaft für andere herum; man trifft sie sozusagen Tag und Nacht bei der Arbeit in Haushalt und Garten. Dabei bleiben sie oft bescheiden, nachgiebig bis unterwürfig und vor allem beinahe ohne Klage.

Das, was ihnen zu fehlen scheint, eine Art *natürliches Nein* gegenüber allzuviel Aufopferung, ist nur in der Materialität ihrer Körper zu finden. Es scheint solchen Patienten nicht vergönnt zu sein, dieses anderswie, brauchbarer, als schützenden Egoismus bei der Hand zu haben. Die natürliche Abwehr haust als Versteifung bei weitgehender seelischer Stabilität im Leib. Der stoische Widerstand erfüllt sich allein in der Verwandlung zu reptilienhafter Ungestalt, deren Extremitäten die polyarthritischen Entstellungen oft seltsam ähneln.

Die körperliche Blockierung der Überfügsamkeit nach außen und innen stellt sich auf die mannigfaltigsten Anforderungen hin ein. Es scheint da keine Spezifität zu geben, und das naßkalte Wetter, berufliche wie eheliche Umstände führen ebenso zu charakteristischen Versteifungen wie Infektionskrankheiten oder Operationen. Es ist, als ob der Gefügigkeit genug wäre und als ob eine innere Umstellung stattfände. Was vorher noch erträglich war, erscheint dem Organismus nun als untragbar. Die Ableitung der Muskelelektrizität erbringt, vor allem um das zur Erkrankung neigende Gelenk, muskuläre Spannungssteigerungen auf Reize aller Art, nicht zuletzt auch im Rahmen emotional strapazierender Interviews. Was vordem noch als natürliche Belastung gegolten hat, wird jetzt zu einer eigentlichen Krankheitsnoxe, und die störrische Abwehr kann die Einwirkung um ein Vielfaches überdauern.

Die Annahme, Kinder könnten besonders von seiten ihrer Mütter durch Einschränkung ihrer motorischen Ausdruckslust in einen späteren chronischen Gelenkrheumatismus hineingetrieben werden, bleibt wie das ganze Konzept der frühkindlichen Bahnung menschlichen Krankseins öfter fragwürdig. Es scheint vielmehr, als manipulierten die besonders disponierten Kinder ihre Mütter in ein einschränkendes Gebaren hinein, wie sie dies auch mit anderen Personen ihrer Umgebung früher und später tun. Sie machen auch diese zu Noxen, zu Krankheitseinflüssen, und schon in zarter Jugend scheint ihre Überbeweglichkeit Dämpfer zu suchen. Dies erklärt auch, weswegen in einer Familie nicht alle Kinder, die von derselben Mutter erzogen worden sind, am gleichen Leiden erkranken. Das Verhalten jener Mütter, die im Rahmen der Rheumaentstehung so gerne als repressiv und damit als »rheumatogen« bezeichnet werden, stellt sich bei näherer Betrachtung oft eher als amplifizierende Erinnerung heraus und weniger als eigentliche Ursache: Der spätere Kranke wird von ihm nicht anders berichten als von anderen Einflüssen, die sich mit der Entstehung seines Leidens verbinden. Es scheint oft nur das irrational arbeitende Begründungsbedürfnis zu sein, das es zu einer Ursache machen will, weil die Mütter die ersten sind, die dafür in Frage kommen. Die *Disposition* geht von Anfang an herum und sucht nach Auslösern, um sich in einem Zerfall verwirklichen zu können.

Ungerechtfertigt bleibt auch die Vorstellung, wonach das polyarthritische Leiden ein besonders »*autoaggressives*«, selbstzerstörerisches, sei. Natürlich ist da ein bislang biochemisch nicht recht faßbarer Trieb am Werk, der mit den Mitteln der Entzündung den Organismus zu zerstören versucht. Dieser jedoch ist keineswegs charakteristisch für den Gelenkrheumatismus. Er steckt in allen menschlichen Krankheiten und ist von der Natur als eine thanatotrope, letztlich todsuchende Kraft eingeplant. Er bringt uns durch Infarkte, Unfälle oder Tumoren ebenso um wie durch Entzündungen. Das menschliche Leben ist ein Leben zum Tode hin, ein chronisches Voodoosterben; einem Selbstmordprogramm unterliegend, hängt über ihm nur eine gewisse Anzahl von Jahren der von uns zudem gewöhnlich kaum wahrgenommene helle Himmel der Gesundheit.

Archetypische Medizin meint, daß das menschlich besonders Groß-artige, das, was die humane »Fitness« ausmacht, nicht ohne das Ma-lade sein kann, ja von diesem zehrt und von ihm angetrieben wird. Dies scheint grundsätzlich für alle Menschen zu gelten, wenn die außergewöhnliche Profilierung natürlich auch noch von verschiede-nen anderen Umständen abhängt. Nicht zuletzt hat die Gelenkver-steifung ihre eigene Übermenschlichkeit zum Zwilling.

Unter dem Titel »Von Proust bis Camus« beschreibt André Maurois den französischen Philosophen Emile Chartier, einen Polyarthriti-ker, der 1868 geboren wurde und unter den Namen »*Alain*« bekannt geworden ist. Schon dieses bescheidene Pseudonym scheint für seine Persönlichkeit bemerkenswert zu sein, war er doch nicht nur ein Philosoph der Fügsamkeit und des Ausharrens, sondern auch der Untertreibung. Nicht zuletzt in ihm scheint das, was die Psycho-somatik an polyarthritischen Wesenszügen vorfindet, ein besonde-res medizinisches Monument bekommen zu haben.

Chartier war kein ehrerbietiger, aber ein gehorsamer Bürger, ein »citoyen contre les pouvoirs«. Als solcher hat er sich während des Ersten Weltkrieges als Sechsundvierzigjähriger freiwillig zum Mili-tär gemeldet und den ganzen Krieg als Kanonier bei der schweren Artillerie mitgemacht. Er lehnte es ab, Offizier zu werden, und schlug es aus, eine Professur an der Sorbonne anzunehmen. Er blieb Mittelschullehrer in einer französischen Stadt. Daneben schrieb er viele Jahre lang, ohne einmal auszusetzen, allabendlich berühmte »Propos« für eine Tageszeitung. Er hatte sich verpflichtet, sie stets zwei Manuskriptseiten lang zu halten, und hielt dieses Versprechen über alle die Zeit hin ein. Chartier ist der Ansicht, daß alle seine Propos aus freiem Willen entstanden seien, vom freien Willen han-delten und dem festen Plan, jeden Morgen aufs neue zu beginnen. Darin habe er die Macht des Menschen über die Dinge und sich selbst gesehen und die Kraft, der Verpflichtung zum Glück nachzu-kommen.

Schon lange bevor Alain krank wurde, war er Polyarthritiker, und sein Geist war der Geist dieses Leidens. Die Freiheit des Menschen hat er mit dessen Moral verbunden. Bei allem Einfallsreichtum war er ein Philosoph des Gehorsams; erste Voraussetzung der Gemein-schaft sei die Folgsamkeit. Aus dieser Erklärung ist unzweideutig jener polyarthritische Zwang zur Duldsamkeit und zur unermüdlichen Pflichterfüllung herauszuhören. Maurois meint, »der große Schwur« sei für Chartier bezeichnend gewesen; man müsse schwören können, denn wenn die Idee nach einem Ereignis wechsle, sei der Gedanke nicht mehr gewesen als ein kleines Mädchen. Alain wäre eigentlich ein Dichter gewesen, aber er hat es vorgezogen Prosa zu schreiben, weil diese ihm strenger und schmuckloser vorgekommen sei und ihm verboten hätte, Gesänge für Gedanken auszugeben. Für ihn schienen die menschlichen Leidenschaften vor allem Gegenstand der Beherrschung gewesen zu sein und die Künste die höchste Ausformung dieser Tat. Die Kunst bestand für ihn darin, die Emotionen zu disziplinieren und die Schreie des Körpers in Formen zu gießen. So entstünden Tanz, Gesang, Musik und Poesie; das Erhabene werde geboren, wenn die scheinbar unendliche Größe der Natur, die Gewitter und die Stürme durch den Geist gezähmt und überschaubar gemacht würden.

So war Chartier ein ausgesprochener *Moralphilosoph.* Man bewunderte ihn ob der Raffinesse seines Stils, womit er stoische Grundgedanken immer wieder in neuen Gestalten erstehen ließ. Vor allem aber staunte man über ihn, weil er nicht nur etwas forderte, was er selbst nicht einzuhalten vermochte. Man nahm an, seine Selbstzucht hätte tatsächlich auf einer freien Willensentscheidung beruht. War dem wirklich so? Scheint es nicht vielmehr, als ob seine Moralphilosophie vom Schicksal seiner Bewegungsorgane gelebt hätte, seiner Muskeln und vor allem seiner Gelenke? Sie ruht auf versteiften Artikulationen, und ihre Befolgung war zwangsläufig. »Sein Begräbnis auf dem Friedhof Père-Lachaise war schlicht und ergreifend«, heißt es.

Obzwar der chronische Gelenkrheumatismus die seltsame Eigenschaft besitzt, die Gelenke symmetrisch zu befallen, gibt es doch Seitenunterschiede. So auch bei einer 35 jährigen Frau, die vor allem wegen einer arthritischen Entzündung im rechten Handgelenk in eine Klinik eingetreten war. Gleich zu Beginn ihres Aufenthaltes erbrachte sie einen *pathognomonischen Initialtraum,* einen Traum also, aus dem sie mit ihren charakteristischen Beschwerden erwacht ist: »In einem weiten Raum, in dem eine große Anzahl von Menschen an Tischen saß und wahrscheinlich auf das Essen wartete, mußte ich die Gläser aus schweren Krügen mit einem Getränk füllen. Es schien mir, als ob ich im Saal die einzige gewesen wäre, der diese Aufgabe zufiel. Im Hintergrund stand ein Mann, der mich mit einem wohlwollenden Grinsen zwang, solches zu tun. Es war wie eine Art Erpressung.« Die Patientin erwachte mitten aus der ihr fast endlos scheinenden Arbeit mit Schmerzen im Handgelenk.

Nach dem Vorhergesagten fällt die Deutung nicht besonders schwer, zeigt doch der Traum, wie ein zwanghaftes Sichfügen und das Krank- und Steifwerden des Handgelenkes untrennbar miteinander verbunden sind. Man findet die Thematik der endlosen Pflichterfüllung und das als Selbstlosigkeit beeindruckende Tun. Gleichzeitig blickt man in Erpressungsmanöver hinein, in Zwänge und in eine Despotie, die hier, nebenbei bemerkt, nichts mit der Mutter zu tun hat. Dienen und Duldsamkeit des Polyarthritikers erscheinen hier unzweifelhaft als Zwangshaltungen, die oft kaum als solche erkannt werden mögen und häufig unter der Schwelle jedes Bewußtseins stattfinden.

An der Patientin scheint so gerade die Gelenkentzündung das besonders Gesunde zu sein, die Versteifung die einzig wirksame Weise, um sich gegen Zumutungen aller Art zu sperren. Dabei ist die *Lokalisation* des Leidens im Handgelenk primär gegeben, da ein widerstandsloses An-die-Hand-gehen-Müssen ihr schicksalshaftes Verhängnis war. Zu diesem Zweck wählte sie die unterschiedlichsten äußeren Möglichkeiten.

Die archetypisch-medizinische Beschäftigung mit den rheumatischen Gelenkversteifungen führt am ehesten in den Bereich der *stoischen Philosophie*. Auch in ihr spielen Geduld, Fügsamkeit und Altruismus eine bedeutende Rolle. Die Stoa war vorwiegend eine Moralphilosophie, und die Konsequenz des Denkens auf die Lebensgestaltung stand im Vordergrund, während sich das reine Philosophieren im Hintergrund hielt. Sie war eine Philosophie der Tat, und alles Weise maß sich an dieser; sie sollte dazu verhelfen, die Widrigkeiten der condition humaine im allgemeinen und die gemeinen Lebensbedingungen der römischen Kaiserzeit im speziellen besser zu ertragen.

Damals trat in Italien und Griechenland, aber auch in Kleinasien und Syrien eine Reihe von Männern auf, die man am ehesten als *Sittenprediger* bezeichnen könnte. Ihre Lebensweise war denkbar einfach, ärmlich, verzichtreich; ihr Stolz bestand darin, diese äußere Dürftigkeit ehrenvoll zu ertragen. Nur mit einem doppelt umlegbaren, ärmellosen Kleidungsstück angetan, das die rechte Schulter frei ließ und kaum bis auf die Knie reichte, dazu barfuß und nur mit einem Stab und einem Ranzen ausgerüstet, wanderten sie unermüdlich von Ort zu Ort und lebten von den freiwilligen Gaben ihrer Zeitgenossen. Überall, wo sie hinkamen, erörterten sie Fragen des täglichen Lebens und der Moral: Sie sprachen vom Tod, von Armut und Reichtum, von der Ehre und dem sinnlichen Genuß; sie predigten die Tugend der Fügsamkeit, den Frieden des Gemütes, die wahre Freiheit und vieles andere mehr.

Dem Körper gegenüber legten sie eine trotzige Verachtung an den Tag. Er war für sie von Natur aus schmutzig und für die göttliche Seele vorwiegend ein lästiges Verließ. Demnach pflegten sie sich auch recht spartanisch zu ernähren; Gerstengraupen, Lupinen, Feigen und Wasser genügten ihnen vollauf; sie übernachteten in den Säulenhallen der Tempel oder in den Badeanstalten und ertrugen Hitze und Kälte, Hunger und Durst am liebsten in übermenschlicher Weise. Philosophische Genügsamkeit herrschte unter ihnen wie selbstverständlich. Darüber hinaus ist aber auch eine Sperrigkeit gegenüber allem und jedem festzustellen. Sie waren autark und insofern, als sie diese Einstellung auch ihrem Innenleben gegenüber einnahmen, apathisch, das heißt ungerührt hinsichtlich ihrer Emotionen, Regungen und Wünsche.

Ist es so erstaunlich, daß einer ihrer Größten, *Epiktet,* ein Rheumatiker gewesen ist, wenn wir uns auf die Notizen seines Schülers Suidas stützen wollen? Und wenn wir davon ausgehen, daß diese Sperrigkeit und Starre sich um so eher in schmerzhafte Gelenkversteifungen verwandeln, je fanatischer die Fügsamkeit gepredigt wird? Epiktet war ein Phrygier, Sohn einer Sklavin, und lebte um die Mitte des ersten nachchristlichen Jahrhunderts. Man verkaufte ihn früh als Sklaven nach Rom, wo er später freigelassen wurde; unter Domitian hat man ihn nach Nikopolis in Epirus verbannt, wie die meisten sittenpredigenden Philosophen des alten Italien. Liest man in seiner philosophischen Hinterlassenschaft, im »Handbüchlein der Moral«, dann hat man wahrlich das Gefühl, eine Leuchte des stoischen Ideals vor sich zu haben.

Es ist ein Sammelsurium von unrealisierbaren Forderungen. Ginge man davon aus, daß der Mensch über einen freien Willen verfügen würde und daß ihm mit Ratschlägen geholfen werden könnte, verhülfe das Werk zum Glück. So aber, wie er nun einmal geartet ist, wirken die Sätze des Epiktet eher scheinheilig. Sie können nur so einseitig hochstilisiert dastehen, weil sie von einem schweren, knöchernen Schatten getragen werden. Oder haben Ratschläge folgenden Inhaltes irgendeinen realisierbaren Wert, wenn sie sich nicht gerade an einen Rheumatiker richten? »Der elende Körper geht mich nichts an! Seine Glieder gehen mich nichts an! Der Tod? Mag er kommen, wann er will, sei es für den ganzen Menschen, sei es für eines seiner Glieder!« Oder: »Sieh auf mich! Ich habe kein Vaterland und kein Heim, weder Besitz noch Gesinde. Ich schlafe auf der bloßen Erde... habe ich etwa Kummer? Oder Angst? Bin ich nicht wahrhaft frei? Wann hätte einer von euch gesehen, daß ich etwas begehrte und doch nicht erlangt hätte, etwas mied und ihm doch verfallen wäre...?«

Die menschliche Phantasie scheint aus ebendenselben Tiefen zu steigen wie die Krankheiten, und weit hinter den Grenzen unseres Bewußtseins gibt es Bereiche, von wo nach bestimmten Gesetzen Phänomene herstammen, deren abgründigen Zusammenhang wir erst im nachhinein erahnen oder erkennen. So kann man sich der Betrachtung hingeben, ob nicht aller Schmuck, den sich die Menschen als Bänder, Spangen und Ringe um die Gelenke legen, ein tiefsinniges Symbol für die Beziehung von Fügsamkeit und Widerstand meint.

Der *Gelenkschmuck* tritt wahrscheinlich ubiquitär auf; es gibt wohl kaum eine Kultur, in der wir ihn nicht anträfen, und selbst bei den Nacktesten unter den Völkern spielt er immer noch eine besondere Rolle. Es fällt schwer, ihn im Bereich der zufälligen Ästhetik zu belassen, wo ihn die Ethnologen gerne unterbringen: Vielmehr scheint man nicht darum herumzukommen, die oft ebenso bizarren wie kunstvollen Erfindungen in einen weiteren Zusammenhang zu stellen. Zweifellos weisen sie auf Fesselung hin, auf ein Angebundensein und auf Haft. Sie erinnern an den Gefangenen, der eine schwere Steinkugel hinter sich herschleppt, die mit einer massiven Metallkette an den Fußknöcheln hängt. Will man das Bild noch abrunden, dann sind ihm auch noch »die Hände gebunden«, an ebendenselben Handgelenken, wo das spezifische menschliche Tun an seinen »Vorbedingungen« angemacht ist. In diesem Sinn spricht man von Fuß- und Handfesseln, womit man auch die Gelenkgegenden meint.

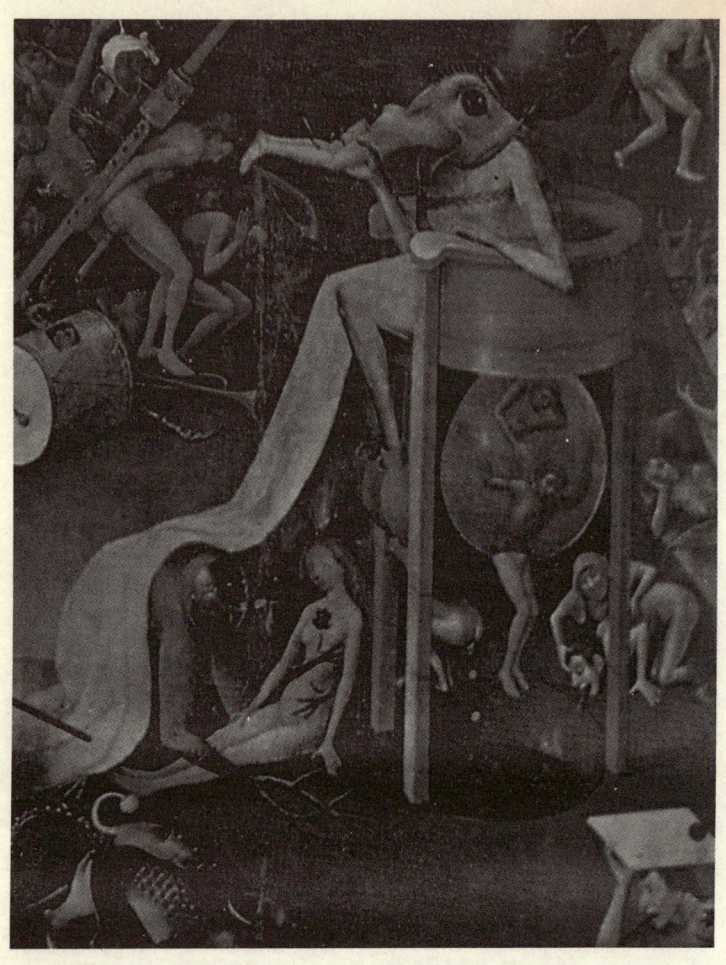

»Der Garten der Lüste«, Höllenteil des Triptychons von Hieronymus Bosch.

Die Hölle ist nicht nur ein Ort der religiösen Phantasie, sondern auch der medizinischen Wirklichkeit. Wo die Lust am Leben und die Nächstenliebe zu Zwangsvorstellungen werden wie im »Garten der Lüste«, realisiert sich der Sadismus als körperliche Höllenqual.

Es wäre jedoch einseitig, den Gelenkschmuck nur abwertend als Einschränkung der freien Bewegung verstehen zu wollen. Er weist ebenso eindeutig auf eine notwendige »Zurückhaltung« hin, auf »Re-serve« und eine Kontrolle der gelenkigen Fügsamkeit. Es ist, als ob man allenthalben um die ausschweifenden Möglichkeiten der Gelenke wüßte und als ob man ihnen deswegen in Form des Gelenkschmuckes ein Memento und ein Cave auferlegen wollte. Damit wird er aber auch zu einem Abwehrzauber gegen allerlei rheumatische Versteifungen. Es ist, als wollte man den Erstarrungen zuvorkommen. Es besteht kein Zweifel, daß die unberechenbar wirkenden *Rheumaringe* aus Kupfer und Zink, die man auch noch heute gerne um das Handgelenk trägt, solch transzendenten Zusammenhängen ihre Existenz verdanken.

Zumeist ist in keiner Kultur der Gelenkschmuck nur schlicht. Vielmehr wird für ihn oft Außergewöhnliches aufgewendet. Seine Herstellung verlangt häufig ein besonderes handwerkliches Können und viel Kunstsinn, und wenn man in Betracht zieht, daß es sich dabei sozusagen um die Anfertigung eines rheumatischen Ersatzes handelt, erinnert das Prozedere schon fast an ein »alchemistisches Opus«: Es ist, als wollte man den Schreck über alle Erstarrung und Verkrüppelung der Existenz auch in seinem goldenen Tiefsinn leuchten lassen. Es scheint, als wolle man Symbole schaffen, in denen sich der ungehemmte Überschwang und die notwendige Beschränkung zusammenfinden.

Die Schmerzen des Menschen

Der *Schmerz* scheint seiner Physiologie nach mit einem Übermaß zu tun zu haben, mit einer Schädigung des Körpers, die die landläufige Malträtierung übersteigt. So setzt er dort ein, wo nach Schlag, Bruch, Stich oder Schnitt Berührungen zu Zerstörungen werden. Er stellt sich ein bei Überdehnung, Überspannung oder beim Ausüben von Druck. Er entsteht bei Überhitzung und Unterkühlung, sofern diese ein gewisses Ausmaß übersteigen. Er wird durch chemische Substanzen hervorgerufen, durch die Magensäure beispielsweise, wenn diese im Übermaß produziert wird und so die Magenwand in Mitleidenschaft zieht. Schmerz entsteht im Bereich von Entzündungen, wenn diese das Gewebe genügend stören usw.; und er entsteht vor allem dann, wenn alle diese Traumatisierungen mit einer gewissen minimalen Geschwindigkeit vor sich gehen.

Physiologisch stellt sich der Schmerz dann ein, wenn das geschädigte Gewebe aus einem gestörten Gewebestoffwechsel heraus chemische Substanzen absondert, die als Stoffwechselnoxen den adäquaten Reiz für die Nocizeption, die Schmerz- beziehungsweise »Beschädigungsempfindung« abgeben. Es seien dies Polypeptide, Eiweiße also, die aus dem Blutplasma entstehen; Serotonin, Histamin, Wasserstoff- und Kaliumionen. Sie alle sind imstande, das hervorzurufen, was man als Schmerz bezeichnet, indem sie die periphere Schmerzperzeption reizen. Die Erregung wird dann in eigens dafür geschaffenen Leitungsbahnen zum Gehirn transportiert, entweder in Nerven mit dicken, schnelleitenden oder solchen mit dünnen, langsam leitenden Fasern. Sie treten über die hinteren Wurzeln ins Rückenmark ein und leiten den Schmerz in den Vorderseitensträngen des Markes zum Thalamus; letzterer steht dann seinerseits wieder mit der Rinde des Parietalhirns in Verbindung.

Man unterscheidet einen *hellen* Oberflächenschmerz, der bei Nadelstichen, Kneifen und dergleichen von den obersten Hautschichten ausgeht und für eine prinzipielle Betrachtung des Schmerzphänomens eine geringe Bedeutung besitzt. Er ist gelegentlich dem Juckreiz verwandt und führt gerne zu allerart Abwehrreaktionen und Fluchtbewegungen. Wesentlich abgründiger ist der dumpfe, aus den tiefen Geweben stammende protopathische Schmerz, der durch alle eingangs erwähnten Schädlichkeiten hervorgerufen werden kann! Er kommt aus der Muskulatur, den Knochen, Sehnen, Gelenkkapseln, Gefäßwänden, den inneren Häuten, Eingeweiden, von der Muskulatur der Hohlorgane wie vom Nierenbecken oder der Gebärmutter usw. Er ist besonders stark gefühlsbetont, ergreift uns als Ganzes, ist räumlich schlecht lokalisierbar und strahlt allenthalben in die Umgebung aus. Dabei kommt es kaum zu fluchtartigen Abwehrbewegungen, zur Gestikulation; vielmehr verhalten wir uns möglichst ruhig und wagen kaum uns zu bewegen; höchstens drehen und winden wir uns oder fallen in Ohnmacht. Zumeist aber wird unser Bewußtsein im Gegenteil hellwach sein, Pulsfrequenz und Blutdruck sind erhöht, und wir verhalten uns so, als ob wir höchst alarmiert mit einer übermäßig anstrengenden Arbeit beschäftigt wären.

So wird also der von Migräneschmerzen Gepeinigte im verdunkelten Zimmer bleiben und stöhnend seine kalten Stirnkompressen wechseln, während der von einer Gallen- oder Nierensteinkolik Heimgesuchte sich windet und jammert, derjenige, dem der Schmerz das Herz abwürgt, stumm die Zähne aufeinanderbeißt und der Hämorrhoidenpatient sich peinlichst verkneift. Sie alle kommen nicht vom Ort weg, sind wie festgenagelt und von einer unsichtbaren Hand gebannt.

Gehen wir von der Theorie einer archetypischen Medizin aus, dann gehört all dieses Martyrium zu jener chimärischen Veranlagung des Menschen, dank der er auch an den Paradoxien von Schmerz und Lust teilhat. Es ist dann, als ob im Zerfall der Erkrankung ein »Sich-und-anderen-weh-Tun« in den Körper sinken würde, um sich dort in verwandelter Gestalt als Schmerz doch noch zu realisieren. Es ist, als ob sich das Quälen und das Bereiten von Lust nur so aus ihren chaotischen Verflechtungen lösen könnten oder nur auf diese Weise dem Bewußtsein Kunde von ihrer getrennten Existenz zu geben vermöchten. Es ist, als ob eine sadistische Mitgift, die ihren legitimen Stellenwert innerhalb einer Existenz nicht gefunden hat und in Verzauderungen steckengeblieben ist, nun neben beibehaltener Liebenswürdigkeit und Skrupulanz den Weg in den Leib nehmen würde. Und in der Tat glaubt die psychosomatische Medizin, in all jenen Leiden, die exquisit mit Schmerzen einherzugehen pflegen, ganz besonders oft allerlei Formen von wildernder Hostilität entdecken zu dürfen. Solches gilt für die Kopfschmerzen, für die Stein-krankheiten, für die Angina pectoris, für die schmerzhafte Hämor-rhoidenkrankheit, für die rheumatischen Leiden, die Fraktur-schmerzen und vieles andere mehr.

Es ist aber, als ob diese Formen von Aggressivität, die da im Körper als Schmerzen wüten, keine recht animalischen gewesen wären und nun auch spezifisch menschliche Qualen wären. Es ist, als ob die Tiere anders haßten und anders litten, beides vielleicht »natür-licher«; dies dürfte der Grund sein, weswegen sich die Wissenschaft so viele Versuchstiere hält, die sie auf alle erdenklichen Weisen plagt. Vielleicht nimmt sie zu Recht an, daß es mit dem tierischen Schmerz etwas anderes auf sich hat. Es ist, als ob ihm ein intellektu-ell-satanisches Element fehlte. Im Gegensatz dazu ist der Mensch nicht nur, nach Nietzsche, ein Tier, das nein sagen kann, sondern auch in einer besonderen Weise zu quälen vermag. Diesem Um-stand verdankte er sicher viel, als er daran ging, seine eigene Welt aufzubauen. Er gehört zur Überlebenschance des homo sapiens. Seine spezifische Schmerzqualität dürfte auf die Tatsache zurückzu-führen sein, daß auch sein »Schmerzen-bereiten-Können« beson-ders satanische Eigenschaften besitzt. *Der menschliche Schmerz wäre demnach der in den Körper gesunkene Sadismus,* dem wir aus irgendwelchen Gründen nicht recht gewachsen sind.

In der Perspektive der archetypischen Medizin untergraben sich die besonderen menschlichen Begabungen und Fähigkeiten selbst, so-bald sie allzu sehr die Neigung haben, sich zu verabsolutieren, zu verführen und sich ins Ideale zu steigern. Es ist dann auch, als ob die Natur eine leibliche Korrektur durchsetzte, wenn ihr ein normales, psychopathisches Ungemach nicht ausreicht. So ist denn auch zu erwarten, daß sie alles menschliche Zusammenleben, sofern es sich allzu sehr dem Gerechten, Friedfertigen und Liebenswürdigen nä-hern soll, dem Erfreulichen, Anständigen und Taktvollen, durch entsprechendes Kranksein ausgleichen wird. Die Natur scheint da morbide Vorstellungen zu haben, und sie besitzt ein reiches Arsenal an Möglichkeiten, die unterschiedlichsten Formen antisozialer Ag-gressivität wenigstens unter dem Bild körperlicher Leiden zu reali-sieren. Die *Utopie des friedlichen Zusammenlebens,* der sozialen Lust sozusagen und des allgemeinen Altruismus verlangt einen Preis, der nicht nur in der Währung des »psychischen« Ungemachs bezahlt werden kann. Dazu kommt, daß auch die Art der sozialen Utopie ihre entsprechenden Leiden herbeizieht, und es ist zwangsläufig, daß sich das moderne, soziale Ideal eben besonders mit jenen Krankheiten in Verbindung bringt, die die Epidemien von heute ausmachen.

Viel Antisoziales geht als körperlicher Schmerz um und bevölkert so larviert auch die Spitäler. Was dann noch an Kriminalität übrigbleibt, fällt der Justiz anheim. Was sie betreibt, kann man unter dem Gesichtswinkel der archetypischen Medizin als ein artifizielles Schmerzbereiten ansehen. Wo die menschliche Aggressivität in ihrer Expansion nicht von selbst steckenbleibt oder sich in mehr oder weniger bedenklichen Krankheiten auffängt, da setzt die Justiz einen *Strafvollzug*, der quält, quälen muß. Sie ist da, um krank zu machen.

Die satanischen Fähigkeiten des Menschen haben da bekanntlich die allerbuntesten Früchte getrieben. Da wurde geköpft, gegeißelt, gesteinigt und geprellt, da wurden Nasen und Ohren abgehauen und kastriert; da wurde gerädert, gepfählt und geviertelt, zermahlen, gehängt, gesengt, verbrannt und geblendet. Da ließ man Ketten und Mühlsteine tragen, und da wurde ausgedärmt. Es scheint kaum menschliche Schmerzen zu geben, die nicht einmal in das Repertoire des Strafvollzuges aufgenommen worden wären. Und was natürlicherweise jene Immobilisierung auf dem Krankenlager bedeutet, das ist in der Jurisprudenz das Ausgespanntsein auf dem Folterbrett. Das Zufügen von körperlichen Schmerzen war nur deswegen so beliebt, weil es am praktikabelsten war. Es ist einfacher, einem Delinquenten Qualen zuzufügen, als ihn einen asthmatischen Anfall erleiden zu lassen, obschon der Tod auf dem brennenden Scheiterhaufen einem solchen insofern nahe kommt, als man auch da erstickt. Die Strafarten ändern stark mit den Zeiten, denen sie angehören. Was nach dem heutigen Strafrecht geschieht, ist nur die moderne Weise, die Menschen für ihre das Zusammenleben störenden Hostilitäten krank zu machen. Im Prinzip hat sich deswegen aber nichts geändert. Es verhängt Deprivationen und Frustrationen, indem sie die Delinquenten in die Gefängnisse steckt oder ihnen Geldbußen auferlegt. Sowohl die sogenannte Freiheitsberaubung im Zuchthaus wie der Verzicht auf einen Besitz haben aber nur deswegen einen Wirklichkeitsgehalt, als die Maßnahmen zu einem körperlichen oder quasikörperlichen Leiden führen. Es ist eine Fülle von unangenehmen endosomatischen Empfindungen, die auch den Realitätswert des modernen Strafvollzuges ausmacht; und es ist durchaus denkbar, daß eine spätere Zeit wieder andere Weisen künstlicher »Schmerzen« erfindet, um den Vorstellungen eines gerechten und friedlichen Zusammenlebens zu dienen.

Auch wenn man *sprachgeschichtlich* all jenen Bezeichnungen nachgeht, die Schmerz meinen, stößt man zumeist auf Sprachverwandtschaftliches, das mit Strafe zu tun hat. Es ist, als ob Schmerz und Bestrafung schon dort zutiefst vereint wären, wo das Wunder der Sprache herkommt. Der indogermanische Stamm »(s)merd« meint zwar noch nur »aufreiben«, im Sinne von »scheuern«, von »aufgerieben werden« und als ein »Von-Kräften-Kommen«. Er findet sich im Griechischen »smerdnos« als »gräßlich« oder im Lettischen »merdet«, abmergeln. Deutlicher spricht im erwähnten Sinn hingegen schon die Sprachgeschichte vom »Weh«, das ursprünglich ein Urlaut war. Seine indogermanische Wurzel heißt »uai« und findet sich im Lateinischen »vae!«, »wehe!«, im Zusammenhang etwa von »vae victis!«, »wehe den Besiegten!«, und in unserem »weinen«, also einem ursprünglichen »weheschluchzen«. Ebenso deutlich wie beim »Weh« ist der Zusammenhang zwischen Schmerz und Strafe auch bei der »Pein«. Sie ist sprachverwandt mit dem lateinischen »poena«, die Strafe, dem mittellateinischen »pena«, die Höllenstrafe, und dem griechischen »poine«, was so viel bedeutet wie »Buße«. Es wundert denn auch nicht, daß früher der Henker infantilsadistisch auch »Peinlein« hieß.

Der Patient war ein liebenswürdiger, etwas überhöflicher Buchhalter, der sein Leben in engen Verhältnissen und vielen Zweifeln und Skrupeln zugebracht hatte. Stets etwas ängstlich und hypochondrisch, führte er ein kleinbürgerliches Dasein, das er immer wieder durch erotische, sexuell jedoch abortiv verlaufende Seitensprünge aufgelockert hat. Ja er neigte zum Flatterhaften und zur Oberflächlichkeit; gelegentlich war er gar verschwenderisch. Die »Vergnügungen und Sünden der Welt« hatten ihn immer gelockt und verängstigt. Wenn er der Arbeit gegenüber auch eine gewisse Scheu an den Tag legte, dann tat er dies doch nie in einem Maße, daß man ihn aus dem Betrieb entlassen hätte.

So hielt er sich jahrzehntelang in einem unklaren Gleichgewicht von Leichtflüssigkeit und gerade noch hinreichender Selbstdisziplin, als mit fünfzig Jahren eine wahre Verheerung über ihn hereinbrach. Er klagte sich selbst an; er gestand seiner Frau seine Seitensprünge, ihr, der unter der Hand alles zu Moral wurde. Sie hatte ihn stets beraten und kontrolliert, hatte sich ihm aufgeopfert und ihrer beider Existenz mit beschwerlichem Ernst erfüllt. Sie hatte das respektable Leben einer Art Märtyrerin geführt und war früh gealtert. Sie ist für ihn stets glaubwürdig geblieben, weil ihm ihr guter Wille doch über jedem Zweifel erhaben schien.

Das Geständnis des Patienten weckte bei der Gattin Vorwürfe, Verwirrung, Mitleid und Haß, und auch er selbst verfolgte sich mit sadistischen Phantasien. Er stellte sich vor, wie er, vom Zug überfahren, zerteilt würde, wie er unter Automobilen begraben läge oder wie er verarmt und abgezehrt auf der Straße stünde. Er warf sich selbstquälerisch die Liederlichkeiten seiner vergangenen Existenz vor und wehrte sich gegen zügellose Eingebungen.

Die Religion wurde ihm zur reinen Gerichtssache. Sein geistiges und seelisches Leben bestand schließlich fast nur noch aus Selbstbeschuldigungen; er machte sich das Leben zu einer wahren, mit Fegefeuer erfüllten Hölle und lebte in der Lüsternheit nach Bestraftwerden und der Qual der Schuldgefühle. Er geißelte sich sozusagen seelisch.

Allen antidepressiven Medikamenten, Neuroleptika und Tranquilizern gegenüber verhielt er sich ablehnend, ließ sie liegen oder dosierte sie so, daß sie keine Wirkung haben konnten. Wurde darauf bestanden und gab man ihm die Medikamente selbst ein, dann kam es zu ganz unberechenbaren, negativen Placeboreaktionen, und sein Zustand verschlechterte sich noch mehr.

Im Zusammenhang mit diesen grausamen seelischen Veränderungen stand ein Fülle von körperlichen Qualen; vor allem wurde der Verdauungstrakt und hier vor allem der Enddarm, der After und der Beckenboden in Mitleidenschaft gezogen. Der Mund war trocken; es würgte ihn, er litt an Brechreiz. In kurzer Zeit verlor er 20 kg Gewicht. Vor allem aber plagten ihn Verstopfung, schmerzhafte Hämorrhoiden, Analkrämpfe, ziehende Schmerzen also, die tief unter dem Steißbein lagen. Er klagte über einen »tauben Unterleib«, wähnte, sein Genitale sei tot und dergleichen mehr. Er war impotent und sah dies als Ausdruck eines widerspenstigen Trotzes an. Obschon ihm vom Internisten eine Reihe von zweckmäßigen Medikamenten verordnet wurde, machte er davon nur unregelmäßig Gebrauch, weil er meinte, sie nicht verdient zu haben.

Der Zustand verband sich mit einem Hang zu abergläubischen Deutungen alltäglicher Banalitäten. Er wagte nicht mehr mit schwarzer Tinte zu schreiben, weil er befürchtete, er könnte dem Empfänger dadurch schaden. Er glaubte aus Russ-land zu kommen, aus einem Land, in dem alles schwarz und grau sei. Auch in die Träume hinein reichte diese sadistisch verzerrte Welt; so daß er beispielsweise, wie ein dunkles, drachenhaftes und ekelerregendes Tier mit einer Unzahl spitzer, kleiner Zähne im Maul ein Schweinchen zerbiß. Er wollte es ablenken, aber jemand riet ihm davon ab. Tatsächlich schien der Patient von einem archaischen Zerstörungs- und Rachetrieb besessen gewesen zu sein, von Kräften, die in der Antike unter dem Bild sauropsidischer Pythonen liefen und in der christlichen Zeit zu tierhaften Gestaltungen des Teufels wurden. Hier erschienen sie als übertriebene Gewissensbisse, geradezu als ein Mahlwerk des Gewissens, in das seine unschuldigen epikureischen »Schweinereien« geraten waren.

Die Kenntnisnahme dieses Sinnes half dem Patienten wenig. Er blieb mehrere Jahre in einer psychiatrischen Klinik, um schließlich als Invalide von der staatlichen Versicherung getragen zu werden.

Im 15. Jahrhundert hat Hieronymus Bosch ein riesenhaftes Triptychon gemalt, auf dem »*der Garten der Lüste*« und »die Hölle« zu sehen sind. Im Sinne der christlichen Orthodoxie hat man es über Jahrhunderte als eine Allegorie der Wollust und ihrer höllischen Bestrafung angesehen. Man glaubt heute da und dort, das gigantische Œuvre könnte als Altarbild für eine außerkirchliche Sekte gemalt worden sein, für eine mystische Bewegung, die unter keinem Namen bekannt geworden ist und keine Geschichte gemacht hat.

Bosch mußten Gedanken durch den Kopf gegangen sein und Bilder vorgeschwebt haben, die ganz in die Nähe dessen führen, was eine archetypische Medizin auch meint. Es ist, als ob er mit allem Raffinement und einer überreichen Phantasie hätte darstellen wollen, wie das Übergesunde das Kranke gebiert; im besonderen konnte hier die Nächstenliebe, ja die zwischenmenschliche Lust nicht sein, ohne daß sich ein Sadismus in Pein verwandelte, wenn sie glaubten, zu einem sozialen Paradies auswuchern zu müssen.

Jenen Teil des Triptychons, den man als den »Garten der Lüste« zu bezeichnen pflegt, kann man in der Tat als ein *soziales Paradies* bezeichnen, und unschwer lassen sich darin Motive erkennen, die allzumal dort gepflegt werden, wo die Sehnsucht nach einem friedlichen Zusammenleben der Menschen besonders umgeht. Und wie in den gesellschaftlichen Utopien wird auch hier mit diesen Motiven irgendwie übertrieben. Bevor Bosch zum Höllenteil kommt, will er offensichtlich machen, daß zunächst noch eine Selbstverführung voranzugehen hat, eine Übersteigerung ins soziale Glück, eine Art Hybris der Nächstenliebe.

Das Bild ist mit nackten Menschen geradezu überbevölkert. Nirgends jedoch sind Tumulte, Randaliererein und dergleichen zu sehen. Im Gegenteil, allenthalben nimmt man da nur friedliche, spielerische Gruppierungen wahr. Die Menschen sind offensichtlich glücklich und tun sich gegenseitig nur Gutes. Aber alles Glück wirkt da agitiert, aufgeregt, mutwillig, verspielt. Da galoppieren Männer auf Hirschen, Pferden, Schweinen, Bären und Rindern in flotten Formationen dahin. Es ist, als ob man etwas von kavalleristischer Disziplin spürte oder von den Regeln des modernen Straßenverkehrs. Aber sie können es nicht lassen, dazu tollkühne Akrobatik zu treiben und auf ihren Tieren Verrenkungen vorzunehmen, die eigentlich mit einem Sturz enden müßten. Aber nirgends findet sich ein schmerzhafter Unfall.

Auch die Frauen und Mädchen fügen sich da allenthalben zu Scharen und Grüppchen zusammen. Sie haben aber mehr die Neigung, ihre Köpfe zusammenzustrecken, in lieblichen Teichen Wasserspielchen zu treiben und Früchte und Vögel auf ihren Köpfen zu balancieren. Sie tanzen gerne, auch die entlaufenen Nonnen, denen noch durchsichtige Schleier vom halbgeschorenen Kopf fallen. Ohne Diskrimination spielen auch Mohrinnen mit. Es herrscht eine allseitige Verbundenheit der Menschen untereinander, wenn deren auch schon so viele geworden sind, daß die paradiesische Natur da und dort bereits zertrampelt ist.

Im »Garten der Lüste« gibt es nach Bosch nur nackte Menschen. Da ist nichts mehr von einer gregorianischen Nacktheitsphobie wahrzunehmen, und die gegenseitige Zutraulichkeit ist nicht nur seelisch, sondern auch körperlich. Man kommt sich nahe. Man ist arglos; alle Umarmungen sind da zärtlich, die Küsse delikat, und auch die Analität erhält ihre ganz wundersame Bedeutung: hier können zierliche Blumen aus dem After wachsen oder werden solche hineingesteckt.

Im Garten der Lüste fehlen Feindseligkeit, Haß und Quälen. Es ist, als ob man von Satan noch nie etwas gehört hätte, aber auch so, als ob etwas fehlte und als ob sich über so viel Freude aneinander ein Unheil zusammenbrauen müßte.

Ernährungssorgen bestehen in diesem sozialen Paradies keine. Im Gegenteil, die Vegetation trägt so saftige Früchte und treibt so leuchtende Beeren, daß man sie vorwiegend zum Spielen zu gebrauchen scheint. Zumeist sind sie kolossal, funkeln wie Edelsteine, und man glaubt, ihren Geruch riechen und ihren Geschmack leibhaftig schmecken zu können. Nackte rennen mit ihnen herum, feixen und betreiben Ballspiele damit, wie solche überhaupt zu den Lieblingsbeschäftigungen zu zählen scheinen. Fast meint man, eine Überfluß- und Wegwerfgesellschaft vor sich zu haben, ahnungslos von der Ausbeutung lebend.

Es wundert nicht, daß das soziale Paradies denn auch eine exquisit ästhetische Landschaft ist, in der man oft nicht recht zu unterscheiden vermag, wo die Natur aufhört und die vom menschlichen Kunstsinn erfundenen Gebilde anfangen. Es ist, als stellten sie das dar, was die heutige Wissenschaft beabsichtigt, technische Schönheit für alle. Es gibt da einen in einem Teich stehenden Lebensbrunnen, von dem man nicht recht sagen kann, ob er ein seltsames pflanzliches Gewächs oder ein menschliches Kunstgebilde aus Glas und Edelsteinen ist. Wundersame Glaskugeln fügen sich da zum Stein, als ob es nichts Natürlicheres gäbe, und die Menschen finden in wunderlichen Felsformationen Unterschlupf, daß man meint, es könne keine verwunschenere Geborgenheit geben.

Wenn so im »Garten der Lüste« aller Sadismus und Schmerz fehlen, dann darf man sich nicht wundern, daß Boschs *Höllenvision* denn auch entsprechend aufs scheußlichste herausgekommen ist. So sehr im ersteren eine beinahe maniforme Lust am Sein lebt, so sehr wird in seinem Inferno satanisch gelitten. Es ist, als bestünden da mathematische Beziehungen, nach denen sich Lust und Schmerzen richten und an die sich auch die sozialen Paradiese und Katastrophen hielten. Dabei sind ja aber weder Hölle noch Paradies nur moral-theologische Orte, sondern auch Regionen der Pathologie. Die Hölle ist nicht nur ein Bereich der Religionen, der Buße, des Fegefeuers oder der ewigen Verdammung, sondern auch eine Reindarstellung menschlichen Krankseins.

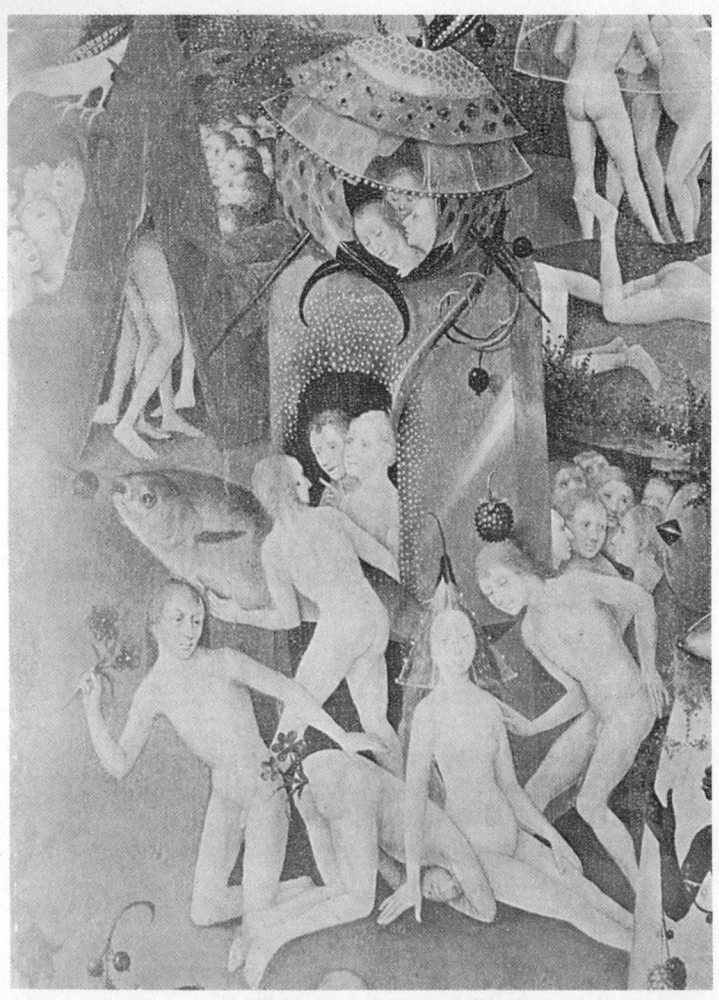

Aus dem Triptychon »der Garten der Lüste« von Hieronymus Bosch. Der Garten der Lüste ist ein soziales Paradies, wo selbst die Analität blumenhaft wundersame Qualität annimmt. Er meint eine Aporie, einen menschlichen Grenzzustand, in den das normale Leid als körperlicher Schmerz einbrechen wird.

Wenn den Menschen auch etwas von Selbstverschuldung bewußt sein mag, so schauen sie da doch reichlich *unschuldig* in die Welt. Sie verhalten sich, wie es die Patienten eben für gewöhnlich tun; sie empfinden ihre Krankheiten mehr als eine Heimsuchung, als etwas, wofür sie nichts können und wofür ihr ätiologisches Verständnis überfordert ist. In Boschs Inferno werden sie im Stand der Unschuld überrascht, was man heute etwa mit »unbewußt« übersetzen würde. Sie wissen hier nicht, wie sie zu all den Schmerzen gekommen sind, so wie sie es zumeist auch selbst nicht merken, daß sie »Gesundheiten« ad absurdum treiben. Im Glast ihres Bewußtseins hebt sich ihr pathogenes Verhalten zumeist nicht ab.

Wo im Garten der Lüste eine angenehme, frische Kühle herrscht und eine lichte Helligkeit die Landschaft quasi vergeistigt, ist die Hölle in düstere scharlachrote Farben getaucht und herrscht eine mörderische Hitze, die von einer nächtlichen, brennenden Stadt ausgeht. Wenn zuvor die allerfeinsten Wohlgerüche das Paradies erfüllt haben, nimmt man jetzt den Brandgeruch fast leibhaftig wahr, während das Jubilieren der Vögel in eine entsetzliche Kakophonie umgeschlagen hat; es ist ein Quinquillieren und Jaulen, das von Trompeten, Posaunen, Pauken und Dudelsäcken ausgeht. Wo immer Lust an der freien Bewegung zu sehen war, ist man nun angebunden, geknebelt, festgenagelt, in jedem Fall in einem schmerzgepeinigten Zustand, aus dem es kein Fortkommen gibt.

Selbst die Nacktheit hat ein anderes Vorzeichen angenommen. Während sie sich vorher mit Zutraulichkeit und gegenseitigem Wohlwollen verbunden hat, wird sie nun zur Trägerin menschlicher Ungeschütztheit und mängelwesenhafter Verletzbarkeit. Das Glück ist aus den Mienen verschwunden; die Gesichter blicken vielmehr entsetzt, baß erstaunt, verängstigt oder schmerzverzerrt, und während man sich im Garten der Lüste in zwanglosen Gruppen zusammenfindet, setzt nun Aufsplitterung ein und Vereinzelung, wie eben nur der einsam sein kann, der Schmerzen hat.

Das Übergesunde kippt ins Kranke, vor allem eine allgemeine Wollust in den *Schmerz*. Da fährt ein schartiges Messer über den Rücken, und ein in eine Harfe Gespannter erleidet wie ein Gerädeter Brüche und Luxationen. Der Fraß in Form von beißenden Hunden macht sich an einem Wehrlosen zu schaffen, während ein anderer sich die Ohren zuhält, weil ihm das schmerzhafte Gedröhn den Kopf zu zersprengen droht. Man wird erstochen, und ein Gelbsüchtiger erbricht. Auch die *Analität* hat ihren Stellenwert gewechselt: wo vorher noch Blumen aus dem After wuchsen, ist nun ein Riesenfagott hineingesteckt, das oben zur Schulter wieder herausragt und den Armseligen zwingt, in kauernder Haltung herumzugehen. Aus anderen Därmen entweichen schwarze Vögel oder blasen flati schauerlich Flöte.

Wenn eine archetypische Medizin die Schmerzen des Menschen in ein Wechselspiel von Liebe und Haß eingewoben sieht und als eine körperliche Metamorphose des letzteren, dann könnte Boschs Triptychon vom Garten der Lüste und der Hölle, wenigstens in gewissen Hinsichten, das ausdrücken, was eine archetypische Medizin auch meint. Auch sie sieht die pathogene Wirkung der überzogenen menschlichen »Gesundheiten«, wie sich rezessive Wesenszüge dennoch durchsetzen, und schließlich hat auch für sie, wie für den mittelalterlichen Maler, das menschliche Leben stets spürbar eine schlechte Prognose! Dazu kommt, daß auch er den Menschen für dieses Geschick nur verhältnismäßig verantwortlich macht und freispricht. Einerseits ist da zu viel Unschuld und Nichtwissen in den Gesichtern geschrieben, als daß sie wüßten, wie ihnen geschieht, andererseits benehmen sie sich auch zu frivol, als daß er ihnen die Verantwortung ganz absprechen könnte.

Auch Bosch scheint das Erkennen ein Mittel zur Verdünnung und Sublimierung allzu peinlicher Realität zu sein. Es ist, als ob auch er die Wirklichkeit nicht recht hätte real erleben können. In seinem Triptychon ist alles verwesentlicht und bei aller Detailliertheit irgendwie ins Symbolische, ja Allegorische stilisiert. Dadurch kommt eine Verfremdung zustande, eine gewisse Anästhesie, eine tröstliche Überhöhung des Aufdringlichen und eine Distanz von allem, was zu nahe kommen will. Kann man eine solche Erlebensweise in die Nähe des Schizoiden, des ironisch Heboiden bringen, den Mangel an direkter Emotion in den Bereich der präpsychotischen Öde? So abwegig ist dies nicht, wenn man sich bewußt bleibt, daß viel mittelalterliche Kunst etwas von dieser Seh- und Erlebnisweise an sich hat. Da scheint alles auf Ewigkeit bezogen und erhält dadurch etwas Vergebliches, Vorübergehendes, nur Exempelhaftes. Durch die Darstellung immenser Räume, Durch- und Weitblicke und die Anwendung einer irrationalen Perspektive wird der Charakter dieses Ephemeren weiter gesteigert. Dadurch kommt etwas seltsam

Hymnisches zum Klingen, und es ist, als ob eine überirdische Musik im Alltagsgeschehen, das da mit größter Pedanterie zur Darstellung gelangt, hörbar würde. Es ist, als ob Bosch und das Mittelalter überhaupt etwas Tröstliches in den Realismus des menschlichen Seins gebracht hätten, indem sie das Konkrete verwesentlichen, überhöhten, sehr symbolistisch aufzufassen wußten.

Obzwar auch für eine archetypische Medizin die auflösende Wirkung der symbolistischen Erkenntnis von zentraler Bedeutung ist, obschon auch sie stark dualistisch und Polares gerne in Reinformen denkt, und trotzdem auch sie den tödlichen Zug in der menschlichen Existenz nicht aus den Augen verliert, ist sie weniger pessimistisch als das, was Bosch über die mittelalterliche Betrachtung des Daseins mitteilt. Sie erwartet von den Verwesentlichungen nicht nur einen milden Trost für die Tatsache, daß wir sein müssen, sondern eigentliche therapeutische Wirkungen. Sie sieht neben der Einwegigkeit des menschlichen Lebens zum Tode hin viel Umkehrbares; Leiden und Gesundheit sind da nicht so absolut auseinandergerissen, sondern verflochtener.

Im Menschen lebt eine tiefe Sehnsucht nach einem *Gottesreich,* und er vermag in sich auch den Glauben zu nähren, daß dieses dereinst, irgendwie und irgendwann, Wirklichkeit werde. In einem solchen himmlischen Jerusalem gibt es keinen Sadismus und keinen Schmerz; da liegen die Lämmer zumeist neben den Wölfen, herrscht allenthalben Schönheit und ist die Luft erfüllt von Wohlgerüchen und himmlischem Wohlklang. Die Vorstellung ist bei den verschiedensten Völkern so weit verbreitet und zu vielen Zeiten gegenwärtig gewesen, daß man annehmen muß, sie sei an die menschliche Natur selbst gebunden. Das Reich Gottes ist ein durchaus möglicher, wenn auch ein zumeist recht vorübergehender und unvollkommener seelischer Zustand, der in den Gottesreichvisionen nur seine Verabsolutierung erfahren hat.

Anderseits faßt der Mensch alles Schmerzhafte und Sadistische gerne in *Höllen* zusammen, die ebenso ubiquitär anzutreffen sind wie die Gottesreiche. In ihnen versammelt er alle Qualen und Bosheiten, deren der Mensch fähig ist; da herrscht allenthalben Zwietracht und regieren die Häßlichkeit, das Perverse, Verzerrte. Da stinkt es nach Schwefel und anderen unerträglichen, aufdringlichen Gerüchen, und da hallen an Stelle von harmonischen Klängen dissonante Kakophonien. Und während die Erlösten in einem dreidimensionalen, himmlischen Raum oft frei fliegen, erleiden die Verdammten ihre Schmerzen in höllischen Folterkammern. Aber auch die Höllen sind nicht irgendwo und irgendwann; vielmehr liegen auch sie in der menschlichen Natur selbst, als durchaus real erlebbare Zustände. Und wie eine Sehnsucht ein Gottesreich erschafft, so erfindet sie ebenso notwendigerweise Höllen. Es ist, als ob uns auch zu ihnen ein tiefes Bedürfnis zöge und als ob es nicht auszuhalten wäre, nur in einem göttlichen Heil leben zu müssen. Von den Höllen geht eine abgründige Faszination aus; es ist, als ob es für den Stolz und die Ehre des Menschen vonnöten wäre, in sich auch ein Urmißtrauen zu pflegen, die Schöpfung zu hassen, ein böses Nein in sich zu hegen, leidend und krank sein zu wollen.

Alle Höllen drehen sich um *Satan,* der hier als eine teuflische Gestalt sehr oft schwerkrank wirkt, wenn man einmal von seinen luziferisch-diabolischen Geistesgaben absieht. »Der Geist, der stets verneint«, kränkelt da nicht selten an einer seltsamen Blässe, ist gräulich oder brandschwarz. Sein Gesicht ist ausgemergelt und seine Gestalt dermaßen abgezehrt, daß ihm die bloße Haut über den Knochen hängt. Sein allgemeiner Negativismus und seine Verachtung für alles, was Gott erschaffen hat, verbindet sich da mit einem körperlichen Marasmus. Er hat Schmerzen. Zumeist ist er übelgelaunt, verdrießlich, abweisend, und aus seinen tieftraurigen Augen schaut der Trübsinn. Seine präpsychotische, einsame Melancholie ist zudem ewig und unumstößlich. Und während man sich den christlichen Gott nur als rüstig und gesund vorstellen kann, ist Satan oft ein unheilbarer Chroniker und Invalider. Er ist für immer der Widerpart jenes Gottes, für den die Cherubine Hosianna singen. Wie Gottesreich und Hölle menschliche Zustände sind, ist auch Satan ein Wesenszug. So wie eben beschrieben, ist er ein Reinprodukt der Fantasie, beziehungsweise ein Verhalten, wie man es in der menschlichen Wirklichkeit nie antrifft. In dieser Gestalt ist er, besonders was den Sadismus und den Schmerz angeht, der vollkommene Schatten, die totale Rezessivität Gottes. Er wäre das Böse und der Schmerz Gottes, und als einem solchen können wir ihm nicht begegnen, wohl aber auf Schritt und Tritt seinen tausend »verdünnten« Formen.

Wie es zu Ehren Gottes eine Liturgie gibt, gab es zu Ehren Satans allenthalben *Kulte.* Natürlich hatten sie sich als Häresien heimlich abzuspielen und gipfelten darin, daß er von den Adoranten geküßt wurde. Zumeist ging es um einen *Analkuß;* aber der After war bei weitem nicht immer jene Stelle, der allein der Kuß gebührte, sondern es scheint jener Körperteil gewesen zu sein, der ihn auch zum Kranken machte. Er gehörte seinen Schmerzen. Für die offizielle kirchliche Lehre war dies alles Blasphemie, und der Nachweis, an einer Satansmesse teilgenommen zu haben, führte unweigerlich auf den Scheiterhaufen. So hat sie sich im Grunde nicht anders verhalten, als sich die moderne Medizin verhält, der auch die Eradikation des nicht dazu Gehörenden vorschwebt und die sich ebenso wie die Inquisition mit allen Schikanen für diesen Zweck einsetzt.

Das *Küssen einer kranken und schmerzenden Körperstelle* ist keineswegs etwas, was es nur in den Satanskulten gibt. Es gehört vielmehr als therapeutisches Prozedere zu allerlei paramedizinischen Praktiken, wie beispielsweise auch das Handauflegen oder gar das Belekken von kranken Körperteilen. Immer scheint da eine besondere Pathophilie mitzuspielen, eine ans Perverse grenzende Zuneigung zu allem Kranken und Schmerzhaften. In diesem Sinne ist man versucht, die Satanskulte in einem ganz anderen Licht zu sehen. Die Ketzer scheinen ein von einem tiefen psychosomatischen Empfinden getragenes Wissen gehabt zu haben, wonach Satan eben auch ein armer Teufel war, einer, der die Rolle des göttlichen Gegenspielers übernehmen mußte und dabei siech wurde. Der Ophitenkuß galt so auch einem Versuch, die satanischen Sadismen, die sich in körperliche Schmerzen verwandelt hatten, zu erlösen. Ohne Achtung und Liebe für sein Sosein schien alles Satanische ebenso aufdringlich, wie der Gottesstaat fiktiv, zu bleiben.

In diesem Sinne besteht zwischen den Satanskulten und der archetypischen Medizin etwas grundsätzlich Verwandtes. Auch sie ist »inoffiziell«, besitzt eine Neigung, auch das Gottverdammteste in Schutz zu nehmen und dieses durch Selbstbestätigung aus seinen somatischen Verstrickungen zu heben.

Während die naturwissenschaftliche Medizin das Kranke zu vernichten sucht und darin ähnlich konsequent ist wie die Kirche dem Bösen gegenüber, ist eine archetypische Medizin wesentlich relativistischer. Während erstere den Schmerz direkt und indirekt, chemisch und chirurgisch, zumindest für eine bestimmte Zeitspanne sehr oft erfolgreich zu beheben weiß, arbeitet letztere auf Zeit und geht mit ihm salomonischer um. Ihr therapeutischer Weg führt zwischen Lust und Schmerz hindurch; Themen von Liebe und Haß werden angeschlagen, und sie wird versuchen, Ausgleiche zu schaffen, Umwertungen vorzunehmen und Gefälle zu verändern.

Namen- und Sachregister

Bitte umblättern:

Religionen

Sukie Colegrave
Yin und Yang
Die Kräfte des Weiblichen
und des Männlichen
Eine inspirierende
Synthese von westlicher
und östlicher Weisheit
Band 3335

Da Liu
**TAO
der Gesundheit
und Lebensfreude**
Band 3389

Siegfried Rudolf Dunde
Neue Spiritualität
Selbsterfahrung des
religiösen Wandels
Band 6560

Holger Kalweit
Die Welt der Schamanen
Traumzeit und
innerer Raum
Band 6575

Sheldon B. Kopp
**Triffst du Buddha
unterwegs ...**
Psychotherapie
und Selbsterfahrung
Band 3374

John C. Lilly
Das Zentrum des Zyklons
Eine Reise in die
inneren Räume
Neue Wege der
Bewußtseinserweiterung
Band 1768

Lin Yutang (Hg.)
Die Weisheit des Laotse
Band 6504

Claudio Naranjo
Die Reise zum Ich
Psychotherapie mit
heilenden Drogen
Behandlungsprotokoll
Band 3381

Nossrat Peseschkian
**Der Kaufmann und
der Papagei**
Orientalische
Geschichten als Medien
in der Psychotherapie
Band 3300

Fischer Taschenbuch Verlag

Für eine andere Medizin

Fischer Taschenbuch Verlag

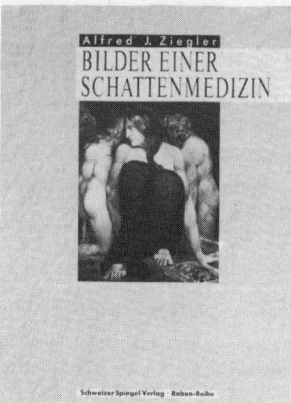

ISBN 1220-X, 176 Seiten mit 8 Abb., kart., sFr. 27.80/DM 29.50

Alfred J. Ziegler

Bilder einer Schattenmedizin

Schattenmedizin, auch Morbismus genannt, liegt im Schatten der herkömmlichen, der Helligkeit verbundenen Heilkunde. Sie ist eine psychosomatische Medizin mit einem eher herbstlichen Gesundheitsbild; sie übernimmt nicht die gängigen utopischen Gesundheitsvorstellungen, sondern stellt sie in Frage. Indessen übt sie nicht negative Kritik an der wissenschaftlichen Medizin; vielmehr setzt sie andere, wissenschaftsfreie medizinische Prämissen und steckt gerade durch ihre Andersartigkeit die Konturen der meist verabsolutierten Lehre ab. Denn ihr Grund ist die Zweideutigkeit des Lebens, in der Gesund und Krank gleichsam als ebenbürtige Theaterrealitäten auf der morbistischen Bühne agieren.

Schattenmedizin folgt nicht einer Wirklichkeitslogik, sondern dem philosophischen Schauen. Mit ihrer Neigung zum Platonisch-Bildhaften und Introvertiert-Mystischen kommt sie von der Analytischen Psychologie C. G. Jungs her und steht als apriorische, visionäre Heilkunde mit vielfältigen Bezügen zu einer langen europäischen Tradition dem Glauben und der Kunst nahe. In seine höchst anregenden Betrachtungen bezieht der Autor Etymologie, Kunstgeschichte, Philosophie, Psychologie, Mythologie sowie Medizin- und Religionsgeschichte ein. Durch seine vom Üblichen so sehr abweichende und einem weiblichen Numen verpflichtete Art des Denkens vermag das Buch nicht nur ein radikal anderes Licht in den therapeutischen Alltag zu tragen, sondern in das moderne Gesundheitswesen überhaupt.

Schweizer Spiegel Verlag · Raben Reihe

Untere Zäune 1 · 8001 Zürich